의사가 말하는

자연
치유력

MIENAI CHIKARA DE KENKOU NI NARU

Copyright © 2010 by Kawashima Akira
Original Japanese edition published by Sunmark Publishing Inc.
Korean translation rights arranged with Sunmark Publishing Inc.
through Shinwon Agency Co.
Korean translation rights © 2011 by Samho Media Publishing Co.

이 책의 한국어판 저작권은 신원 에이전시를 통한 저작자와의 독점 계약으로
삼호미디어에 있습니다. 저작권법에 의해 한국 내에서 보호를 받는 저작물이므로
무단 전재와 복제를 금합니다.

의사가 말하는

자연
치유력

가와시마 아키라 지음 · **이진원** 옮김

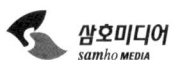

| 머리말 |

의사는 당신의 병을 치유할 수 없다

"의사는 당신의 병을 치유할 수 없다."

도대체 의사라는 사람이 무슨 말을 하는지 의아해 하는 사람도 있겠지만, 사실 이것이 의사의 참된 모습입니다.

왜 의사가 병을 치유할 수 없다는 것일까요? 대답은 매우 간단합니다. 질병은 당신의 몸과 마음이 보내는 메시지이기 때문입니다. 현대에는 잘못된 생활습관이나 지나친 업무 스트레스, 직장 내 인간관계와 가정문제 등 몸과 마음의 균형을 흐트러뜨리는 요인이 헤아릴 수 없이 많습니다. '병'은 이 같은 환경을 견디다 못한 심신이 '도저히 견딜 수가 없어! 제발 살려줘'라고 보내는 구원의 메시지라고 할 수 있습니다.

요컨대 병의 원인은 여러분의 마음과 생활 속에 있습니다. 감기처럼 증상이 가벼운 병에서부터 고혈압이나 당뇨병 등의 생활습관병, 또는 암처럼 심각한 질병에 이르기까지 병의 근본 원인은 자신에게 있습니다. 몸과 마음이 보내는 이 메시지를 깨닫고 근본적인 원인을 제거하지 않는다면 병을 완전히 치유할 수 없습니다. 그리고 그 근본 원인을 밝히고 그것을 개선할 수 있는 사람은 그 누구도 아닌 여러분 자신입니다. 의사는 '원인을 찾는 조력자'에 지나지 않으므로 타인의 내부에 숨어 있는 진짜 원인을 알아낼 수 없습니다. 그렇기 때문에 의사는 병을 치유할 수 없다는 것입니다.

내가 진료를 맡았던 한 말기 암 환자에게 기적이 일어난 것을 본 적이 있습니다. 그는 암이 척추로 전이되어 극심한 통증에 시달리고 있었고 고통을 조금이나마 덜기 위해 방사선 치료를 받기로 한 상황이었습니다. 그런데 방사선과 의사로부터 전화가 걸려 왔습니다.

"어디로 전이되었다는 것인가요?"

나는 안 보일 리가 없다며 전이된 장소를 상세히 설명했습니다. 그러자 '그런 전이는 보이지 않습니다'라는 대답이 돌아왔습니다. 믿기지 않는 일이지만 그 환자의 암은 완전히 사라진 상태였습니다. 어떤 치료가 그런 기적을 일으켰을까요? 유감스러운 일이지만, 나 역시 그 질문에 답할 수가 없습니다.

나는 그 환자에게 다양한 치료를 실행했습니다. 그리고 하루는 트라우마外傷 후 스트레스 장애를 해소하기 위해 퇴행최면退行催眠, 의식을 과거로 되돌려 잊고 있는 기억을 끌어내는 최면술을 시도했는데 그 결과, 과거에 음악을 만들고 싶은 꿈이 있었지만 그것을 이루지 못한 것이 환자의 마음에 상처로 남았다는 사실을 알았습니다.

나는 '지금도 늦지 않았습니다. 좋아하는 음악을 만드는 게 어떨까요?'라고 권했습니다. 그리고 그 외에도 한방치료나 동종요법, 음악요법 등 모든 치료를 병행했지만 내가 '이 치료라면 나을 수 있다'라고 추천한 치료는 하나도 없었습니다. 나는 환자가 희망하는 치료를 제공했을 뿐 어떤 치료가 어떤 영향을 미쳤는지는 모릅니다.

의사는 기적을 일으키는 것은 고사하고, 병을 치료할 수조차 없는 게 현실입니다. 게다가 일반적인 현대 의료는 일단 눈에 보이는 증상을 가볍게 하려는 대증요법 차원에서 약을 처방하는 것이 전부입니다.

한마디로 현재의 의료는 '자동판매기'보다 못한 상태라고 표현할 수밖에 없습니다. 꼼꼼히 문진도 하지 않은 상태에서 검사 데이터만을 보고 이상한 수치가 있으면 그것을 조절하는 약을 처방합니다. 환자가 무언가 호소를 해도 '검사 수치에 이상이 없으므로 괜찮을 것입니다'라는 말로 진찰을 마치는 형식적인 진료에 그친다면 자동판매기로 약을 판매하는 쪽이 훨씬 싸고 빠르지 않을까요?

이런 무력한 의사에게 의존해서는 안 됩니다. 결국 병의 진짜 원인을 깨닫고 치유할 수 있는 사람은 환자 자신 외에는 없는 것입니다. 그래서 나는 병원을 방문하는 모든 환자에게 이렇게 말합니다.

"나는 병을 고칠 수 없지만 당신은 고칠 수 있습니다. 나는 그저 당신이 스스로를 치유하는 것을 도울 뿐입니다."

그리고 환자가 되도록 빨리 병의 진짜 원인을 깨닫고 그것을 개선할 수 있도록 조언합니다. 물론 이렇게 한다고 해서 모든 환자가 완치되는 것은 아닙니다. 그러나 설사 완전히 낫지 않더라도 의사에게만 의존한다거나 병을 회피하기보다는 환자가 병을 받아들이고 고통스럽지 않게 공존해 가는 방법을 찾을 수 있습니다. 병이 완전히 사라지지는 않아도 자신이 행복하게 하루하루를 보낼 수 있다면 이미 병을 극복했다고 볼 수 있지 않을까요?

식생활을 비롯한 생활습관, 학교 또는 직장, 가정 내 인간관계, 앞을 예상할 수 없는 막연한 불안감이 만연한 사회 분위기 등, 현대사회는 아이부터 노인에 이르기까지 모든 사람의 몸과 마음을 병들게 하는 요소로 가득합니다. 병과 전혀 관계가 없는 사람은 존재하지 않는다고 해도 과언이 아닙니다.

만일 여러분이나 소중한 가족이 병에 걸렸을 때 약이나 의사에게 의존하지 않고 자신의 힘으로 병을 치유하려면 어떻게 해야 할까요? 나는 동양의학을 전공했지만 그 밖에도 다양한 치료법을 도입하여 통합의료를 실시하고 있습니다. 그중에는 기공이나 동종요법, 꽃요법 등 '눈에 보이지 않는 힘'을 이용해 극적으로 건강을 회복한 환자도 있습니다.

'자연치유력'이라고 하면 비과학적으로 들릴 수 있습니다. 그러나 병을 치유하기 위해서는 '약'이나 '수술'처럼 눈에 보이는 것만이 아니라 여러분의 내면 가까이에 다가가는 방법을 통한 변화가 있어야 합니다. 여러분의 내면을 볼 수 있는 사람은 오직 여러분뿐입니다. 스스로 병의 원인을 깨닫고 그것을 바로잡아 가면 반드시 병을 다스릴 수 있을 것입니다.

이 책에서는 지금까지 서양의학과 통합의료의 길을 걸어온 경험을 통해 쌓아온 '사고방식', '자기치유력', '기', '온기', '혼의 정화' 등 보이지 않는 힘을 빌려 '스스로 병을 치유하는 힌트'를 소개할 예정입니다. 많은 사람이 자신의 힘으로 병을 치유하고 행복한 인생을 사는 것, 이것이 내가 의사로서 지닌 바람이며 목표입니다.

그리하여 이 책이 여러분의 건강을 위해 조금이라도 도움이 된다면 더 이상의 기쁨은 없을 것입니다.

가와시마 아키라

| 목 차 |

1장
스스로 병을 치유하는 열쇠

병이 호전되거나 악화되는 것은 환자 자신에게 달려 있다	15
'병원에 가면 무슨 수가 있을 것이다'라는 생각은 오산이다	18
왜 서양의학은 병을 치유할 수 없을까?	21
기적을 일으키는 것은 의사가 아니라 환자다	25
스스로 깨닫지 않으면 병을 고칠 수 없다	28
동양의학의 놀라움을 실감한 체험	31
인생의 전기, 미국 MIT에서의 침술 세미나	35
동양의학이 서양의학보다 우수한 것은 아니다	38
'생활'과 '사고방식'부터 바꾸자	41
암이 나아도 삶이 불행하다면 의미가 없다	44
남은 인생의 시간을 의사에게 맡기지 마라	48
의사가 권하는 치료가 최선이 아닐 수 있다	51
서양에서 주목받는 대체의학	53
단백질의 음악으로 암 유전자를 억제할 수 있다	56
다섯 가지 '보이지 않는 힘'으로 건강해진다	59

2장
'사고방식의 변화'로 건강해진다

몸과 마음에 대한 배려, 병을 치유하는 첫걸음	63
감사를 모르는 마음은 병을 악화시킨다	67
젊은 사람의 암은 대부분 '심리적 요인'이 원인이다	71
병의 원인을 깨닫고 치유할 수 있는 것은 자신뿐이다	76
죽음을 각오하면 사고방식을 바꿀 수 있다	79
죽음을 받아들여 암을 극복하는 사람도 있다	83
병을 '기회'로 생각하자	86
자녀의 존재가 사고방식을 변화시킨다	88
병을 고치기 위해 애쓰지 마라	90
'빚'으로 느끼는 것을 바꾸자	93

3장
'자기치유력'으로 건강해진다

당신의 몸은 단 1초 사이에도 변화하고 있다	101
면역력만 강화해서는 자기치유력이 향상되지 않는다	105

적절한 스트레스가 자기치유력을 높인다	107
최근에 젊은 사람이 연애를 못하는 것은 자기치유력 저하가 원인이다	110
서양의학의 약은 '임시방편적' 역할을 한다	112
한방약의 사고방식은 1 + 1 = 3 또는 4가 되는 것	115
잘못된 생활습관을 바꾸지 않는 한 자기치유력은 작동하지 않는다	118
자기치유력을 끌어내는 동종요법	120
14쪽에 달하는 문진표를 작성하는 이유	123
약물요법의 결점을 보완하는 동종요법?	127
심리적 문제에 효과적인 동종요법	130
자기치유력을 강화하는 네 가지 방법	133

4장
'기'로 건강해진다

만물의 근본인 기	139
내인, 외인, 불내외인이 기의 균형을 무너뜨린다	143
기의 균형을 유지하는 네 가지 방법	146
앞을 볼 수 없었던 사람이 볼 수 있게 되고, 휠체어를 타던 사람이 서게 되다!	152

우주에 존재하는 좋은 기를 몸에 불어넣는다	155
누구나 '보이지 않는 힘'을 지니고 있다	158
모든 병을 치료할 수 있는 기공사는 존재하지 않는다	161
꽃이 지닌 에너지로 병을 치유한다	164
심리적 문제에 효과를 발휘하는 꽃요법	167
꽃요법과 동종요법은 병행할 수 있다	170

5장
'온기'로 건강해진다

냉기는 미병의 대표 선수	175
저체온은 자기치유력을 방해한다	178
체온이 올라가면 혈액 순환이 좋아진다	182
마음이 차면 몸도 차갑다	185
체온 저하를 막고 열을 내는 네 가지 힌트	189
어린이는 옷을 얇게 입히자	192
꾸중을 듣지 않은 아이는 마음이 차갑다	195
부모의 마음이 차면 아이의 마음도 차가워진다	199
냉기는 스스로의 힘으로 개선할 수 있다	202

6장
'혼의 정화'로 건강해진다

병이란 고차원의 자신이 상처 입은 상태이다	207
병이 보내는 메시지를 깨닫지 못하면 병은 점점 악화된다	212
아이의 병은 부모에게 원인이 있을 수도 있다	214
병이 반드시 악은 아니다	217
돌발성 난청이 가르쳐 준 두 가지 의미	220
사고방식을 바꾸면 병은 더 이상 병이 아니다	223
죽어야 다음 세계로 갈 수 있다	227
QOD를 생각하면 QOL도 향상된다	229
당신은 어떤 죽음을 맞고 싶은가?	232
인간의 마지막 목표는 행복하게 죽는 것	235

맺음말   237

/ 1장 /

스스로 병을 치유하는 열쇠

의사가 말하는
자연치유력

병이 호전되거나 악화되는 것은 환자 자신에게 달려 있다

만약 당신이 암에 걸려 앞으로 남은 시간이 3개월밖에 없다는 시한부 선고를 받는다면 어떻게 할 것인가?

아마도 그 충격적인 사실을 쉽사리 받아들이지 못한 채 패닉 상태에 빠지거나 '수술하면 나을 수 있지 않을까? 획기적인 치료법이 있지 않을까? 분명 이 분야에 뛰어난 명의가 어딘가 있을 텐데……'와 같은 절박한 믿음, 어떻게든 치료할 수 있을 것이라는 기대를 품을 것이다. 어쩌면 온갖 병원을 전전하며 돈은 얼마가 들어도 좋으니 가능한 치료를 모두 받고 싶다고 의사에게 부탁할지도 모른다.

정도의 차이는 있겠지만 처음에는 대다수가 이와 같은 반응을 보인다. 이제 막 인생을 즐기려던 차에 갑자기 죽음의 선고를 받게 되면 말할 수 없는 충격을 느끼는 것은 물론 '죽음에 이르기까지 얼마나 괴롭고 고통스러울까?'라는 막연한 불안감에 떨게 될 것이다. 이런 공포, 불안과 싸우는 사이 '어째서 나만 이런 병에 걸렸을까?'라는 원망과 함께 자신이 세상에서 가장 불행한 사람처럼 느껴질 수 있다. 실상 이 같은 기분을 느끼는 것도 무리는 아니다.

그러나 이것이 지나치면 문제가 된다. 낫고 싶다는 기분이 지나치면 오로지 자신의 병에만 모든 신경이 치우쳐 다른 것은 생각할 수 없으며, 헌신적으로 간병해 주는 가족의 사랑마저 느끼지 못한다. 그래서 '고맙다'라는 감사의 말 대신에 '제삼자는 알지 못해'라는 뼈 아픈 말을 내뱉고 만다. 환자를 걱정하는 가족의 마음은 물론이고 치료에 돈과 시간을 모두 쏟아 붓는 것이 얼마나 부담이 되며 고통스러운 것인지 깨닫지 못하는 것이다. 이런 생각과 태도를 바꾸지 않으면 병은 점점 더 악화되기만 하여 생명을 단축시키는 결과를 낳게 된다.

반대로 어느 순간 가족의 따뜻한 애정이나 자신이 소중히 여겨야 할 것을 절감하고 지금까지 가족에 대한 배려가 부족했던 점을 반성하며 감사의 마음을 전한다면, 병은 더 이상 진행되지 않고 쾌유의 길로 돌아설 것이다.

한마디로 '병이 호전되거나 악화되는 것은 그 사람의 사고와 태도에 달려 있으며 잘못된 생각을 고치지 않으면 죽음을 맞게 된다'라는 것이 나의 견해이다. 비과학적이라고 여기거나 의심하는 사람도 있을 것이다. 실제로도 이것은 30년 가까이 의사 생활을 하며 느끼고 경험한 나 개인의 생각일 뿐이며, 의학적으로 검증된 것은 아니다. 다만 한 가지 확실한 사실이 있다.

"의사나 서양의학은 대부분의 질병을 치유할 수 없다. 병을 근본적으로 고칠 수 있는 사람은 오직 환자 자신뿐이다."

나의 견해가 정말로 옳은지는 증명할 수 없다. 그러나 일단 병에 걸렸을 때 의사나 병원만을 무조건적으로 의지하면 안된다는 사실은 분명하다. '실력이 뛰어난 의사에게 치료를 받으면 나을 수 있다, 대학병원에는 우수한 의사가 있으니 걱정할 것 없다'라며 자신의 병을 다른 사람에게 맡긴다면 분명 크게 낭패를 볼 것이다.

의사가 말하는
자연치유력

'병원에 가면 무슨 수가 있을 것이다' 라는 생각은 오산이다

"서양의학은 치유할 수 있는 병이 거의 없다."

이렇게 단언하면 '무슨 바보 같은 소리야? 의학은 병을 치유하기 위해 계속 진보하고 있어'라고 반문하는 사람이 있을 것이다. 과연 의학이 정말 진보하고 있을까?

예를 들어 보자. 신장병의 치료 방법은 내가 의사가 된 후 30년간 거의 변화가 없었다. 환자는 처방된 스테로이드 호르몬을 복용하면서 언젠가 투석하게 될 날을 말없이 기다릴 뿐이다. 약으로 조절하는 방법이 고작인 고혈압도 마찬가지다. 근본적인 원인을 제거해 혈압을 조절하는 것이 아니므로 환자가 약을 복용하지 않으면 혈압은 곧 원래 수치로 되돌아간다.

병이 낫는다는 것은 의사나 병원이 필요 없다는 의미이다. 정기적으로 병원에 다니며 의사가 처방한 약을 복용하고 몸 상태를 조절하는 것을 두고 병이 나았다고 말할 수는 없다. 이쯤 되면 결국 서양의학으로는 대부분의 병을 치유하지 못한다는 사실을 납득할 수 있지 않을까?

그러나 대다수의 사람은 '병원에 가면 방법이 있을 것이다, 의사에게 진료를 받으면 괜찮아 질 것이다'라고 생각한다. 의사나 병원을 의존하는 마음이 지나치게 큰 것이다. 이같이 근거 없는 신뢰는 매우 위험하다. 의사가 어떻게 해서든 병을 치유해 줄 것이라 생각하면 병을 두려워하지 않게 되고, 그 결과 자신의 건강에 소홀해지기 쉽다. 물론 '과장이 심하다, 나는 충분히 건강에 주의하고 있다'라며 불쾌해 하는 독자가 있을 수도 있다. 하지만 고령자 중 병상에 누워서 생활하는 사람의 비율이 미국은 약 35%인 데 반해, 일본은 65% 정도라고 한다. 이러한 큰 격차는 '병에 걸려도 병원에 가면 어떻게든 해 줄 것이다'라는 의존적인 마음에서 비롯된 것이 아닐까?

의료에 대한 이 같은 의존심이 생기게 된 까닭에는 의료시스템도 한 몫을 더한다고 할 수 있다. 지금의 국민건강보험과 같은 시스템 아래에서는 극히 가벼운 병까지도 의료보험 혜택을 받을 수 있다. 결국 부담 없이 병원을 찾을 수 있기 때문에, 아프더라도 의사에게 진료를 받으면 그만이라는 생각을 하게 되는 것이다.

미국에는 이 같은 의료시스템이 없다. 입원하면 하룻밤에 보통

200만 원이 넘는 비용이 들기 때문에 출산이나 수술을 하더라도 될 수 있는 한 빨리 퇴원하려고 한다. 특히 '어떻게 해서든 병원에는 가고 싶지 않다, 의사에게 진료를 받지 않으려면 어떻게 해야 할까?'라는 생각을 늘 염두에 두고 있어 나이가 들어도 건강한 생활을 유지할 수 있는 것이다.

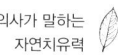

의사가 말하는
자연치유력

왜 서양의학은
병을 치유할 수 없을까

왜 서양의학은 병을 치유할 수 없을까? 내가 생각하는 이유는 세 가지이다.

수렵 민족의 의료는 대항할 적이 없는 질병에 약하다

서양의학은 이름 그대로 서양인이 확립한 의학이다. 서양인이 사는 유럽 대륙에는 원숭이가 서식하지 않는데, 그 이유는 생존에 필요한 먹이가 나지 않기 때문이다. 서양인이 그런 장소에 정착할 수 있었던 것은 그곳의 동물을 먹잇감으로 삼았기 때문이다. 다시 말해 서양인은 수렵 민족이며, 서양의학은 수렵 민족이 수립한 의료이다.

수렵 민족의 의료기술은 목표를 발견하여 해치우는 방면에서는 매우 탁월하다. 예를 들어 감염 질병에서는 병원 미생물이라는 목표물이 명확하기 때문에 서양의학은 다양한 감염 질병을 극복할 수 있었고, 크게 감소시키는 결과를 낳을 수 있었다. 체내에 발병한 암을 제거하는 외과적 수술 기술도 우수하다.

그러나 목표물이 보이지 않는 질병에 대해서는 수렵 민족의 특성을 제대로 발휘하지 못한다. 콜레스테롤이나 혈압, 당뇨 등을 목표물로 설정해 제거하면 인간도 죽고 만다. 정신 질환 역시 마찬가지다. 뇌에 문제가 있다고 해서 뇌를 공격할 수는 없는 노릇이다. 설사 목표를 발견했다고 해도 병은 인간의 몸과 마음에 있는 것이다. 목표물과 인간을 완전히 분리하여 목표만을 공격하는 것, 목표만을 제거하여 승리를 거두는 일은 거의 불가능하다.

질병의 근본적인 원인을 모른다

질병의 근본 원인을 모르면 당연히 그 병을 치유할 수가 없다. '병원에서 정밀 검사를 받는 것으로 병의 원인을 바로 알 수 있다는 생각은 유감스럽게도 착각이다. 근본적인 원인이 밝혀진 병은 거의 없으며, 검사를 통해 알 수 있는 것은 병의 증상을 일으키는 직접적인 원인 정도이다.

한 예로 쿠싱 증후군Cushing's syndrome, 부신피질 기능항진증을 들어 보자. 이것은 뇌하수체에 생긴 종양 때문에 부신피질 자극 호르몬이 과다하게 분비되어 부신에서 스테로이드 호르몬의 생산이 증가하는 질병이다.

 이런 설명을 들으면 '병의 원인은 뇌하수체의 종양인가?'라고 생각하기 쉬운데 대답은 'No'이다. '뇌하수체의 종양'은 병의 증상을 일으키는 직접적인 원인이지만 '뇌하수체에 종양이 생긴' 근본 원인은 아니다.

 이런 관점에서 보면, 대다수 질병의 근본 원인을 밝히지 못한다는 말에 수긍할 수 있을 것이다. 암의 원인이 아직 규명되지 않은 것은 물론이고 감기의 원인조차 아직 알지 못한다. 그래서 서양의학에서는 병태나 증상이 유사한 질병을 하나의 카테고리 안에 묶어 '○○ 증후군'이라는 진단을 내린다. 그리고 그 ○○ 증후군에 대해 '이런 병태나 증상에는 이 정도의 치료를 하면 증상을 억제할 수 있을 것'이라는 대증요법_{원인이 아닌 증세에 대해서만 실시하는 치료법}의 가이드라인을 정해 놓고 있다. 그렇기 때문에 아무리 치료를 받아도 병을 근본적으로 치유할 수는 없다.

몸과 마음을 분리하여 생각한다

 서양의학에서는 몸과 마음을 서로 별개의 것으로 파악하여 치료를 진행한다. 하지만 인간의 몸과 마음은 깊이 연결되어 있다. 마음이 움직이면 자율신경의 균형에 변화가 생기고, 이것은 다시 내분비계에 영향을 주어 호르몬 분비에 변화를 일으키고 대사에까지 영향을 미친다. 그렇기 때문에 몸과 마음을 분리하여 치료하면 병을 완전히 극복할 수 없다.

냉기를 예로 들어 보자. 최근 냉증으로 고통스러워하는 사람이 증가하고 있는데, 이것은 에어컨이나 냉장고의 보급으로 계절과 상관없이 늘상 차가운 환경에 노출되어 있기 때문이다. 하지만 몸이 찬 원인은 이뿐만이 아니다. 시시각각 온갖 스트레스를 받으며 생활하고 있는 것 역시 현대인에게 냉증을 불러일으키는 한 원인이다.

스트레스는 교감신경을 우위로 만드는데, 이로 인해 교감신경의 말단에서는 노르아드레날린Noradrenaline. 뇌간에서 분비되는 호르몬. 심박 증가와 혈압 상승을 초래함이 분비되고 부신피질에서는 스테로이드 호르몬이 분비된다. 이 두 호르몬은 혈소판 응고를 촉진하고 혈관을 수축시키므로 혈액이 걸쭉해져 흐름이 저하되고 그 결과 혈액이 열을 원활히 운반하지 못해 몸이 차가워진다.

요컨대 스트레스로 인해 마음이 차가워지면 몸도 차가워진다는 것이다. 그리고 이 냉증 때문에 컨디션이 나빠지면 기분이 가라앉고 이것이 또 다른 스트레스가 되어 냉증이 점점 더 심해지는 악순환이 반복된다.

이렇게 몸과 마음은 서로 밀접하게 연관되어 있다. 병을 완전히 고치고 싶다면 몸과 마음을 통합적으로 인지하여 둘 모두에 접근할 수 있는 치료를 실시해야 한다.

의사가 말하는
자연치유력

기적을 일으키는 것은 의사가 아니라 환자다

우리는 간혹 말기 암 환자가 완치되었거나 다리를 움직일 수 없었던 사람이 걷기 시작했다는 등, 기적에 가까운 소식을 접할 때가 있다. 이러한 기적은 누가 일으키는 것일까?

간혹 TV나 잡지에서 '기적의 명의'라고 소개되는 의사도 있지만 아무리 훌륭한 의사라도 환자에게 기적을 일으킬 수는 없다. 의사는 병의 원인조차 모르기 때문이다. 진찰을 통해 환자의 병태만을 파악하여 그에 맞는 진단을 내리고, 증상을 일시적으로 억제하는 치료를 제공할 따름이다.

원인을 모르면 문제를 해결할 수 없다. 그리고 그 어떤 명의도 병을 유발한 본질적인 원인은 알 수 없으므로 병을 완치하는 기적 또한 일으킬 수 없다.

기적을 가능하게 하는 사람은 오직 환자 자신뿐이다. 병의 근본적인 원인은 환자에게 있으며 이를 깨달을 수 있는 사람 역시 환자 자신뿐이다. 그것을 깨닫고 자신을 바로잡는 환자가 서양의학의 상식으로는 설명할 수 없는 기적을 일으키는 것이다.

말기 암에서 기적적으로 건강을 회복한 A씨를 소개해 보겠다. 한 가전업체의 기술자로 열심히 일해 온 A씨는 40대 후반 즈음 신장암이라는 진단을 받았다. 이미 암이 온몸에 전이된 말기 상태였기 때문에 A씨는 곧바로 신장 적출 수술을 받고 다양한 치료를 시작했으나 치료할수록 암은 악화될 뿐이었다. 결국 서양의학에 의문을 품기 시작한 A씨는 치료를 중단했다. 그리고 암과 함께 생활하는 사이 '자신이 만들어낸 암은 자식과 마찬가지다'라는 깨달음을 얻으며 애정을 가지고 암과 마주하기 시작했다고 한다. 그리고 4년 후, 암이 몸에서 완전히 사라지고 건강한 몸을 되찾는 기적을 경험할 수 있었다.

그런 그가 어느 날, 나에게 이런 이야기를 해 주었다.

"선생님, 새는 아침 해가 뜨기 얼마 전부터 울기 시작하는지 알고 계십니까?"

모른다고 답하자, 그가 말했다.

"정확히 해 뜨기 45분 전입니다. 겨울이든 여름이든 그것에는 변함이 없습니다."

그는 말기 신장암을 선고받은 뒤 매일 아침 해가 뜨기 전에 일어나게 되었는데, 어느 순간 불현듯 이 사실을 깨달았다고 한다. 그리고 이처럼 경이로운 자연의 섭리를 떠올리며 아침 해가 뜨기를 기다리던 어느 날, 한 줄기 빛이 자신의 몸을 관통하는 듯한 기분을 느꼈다고 한다.

아주 오래전에는 인간도 자연의 섭리에 지배되어 살았으며 인간의 바이오리듬도 새와 같이 태양의 움직임에 따라 조절되었던 것이다. 하지만 문명이 진화하면서 인간은 위대한 자연과 함께 사는 소중함을 잊어버리고 말았다. 아마도 A씨는 이러한 진리를 깨닫고 그동안 편리와 풍요만을 쫓던 자신의 생활을 개선하지 않았을까?

암을 치유한 A씨는 현재 강연과 워크숍을 통해 심신을 건강하게 유지하며 사는 지혜와 체험을 전하고 있다. A씨와 같이 소중한 것을 스스로 깨닫고 자신을 바로 세우는 사람이 기적을 일으키는 것이라고 나는 생각한다.

의사가 말하는
자연치유력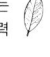

스스로 깨닫지 않으면 병을 고칠 수 없다

우울증을 앓았던 한 여배우가 어느 병원의 강연에서 다음과 같은 이야기를 한 적이 있다.

그녀는 여배우가 되고 나서 줄곧 허구의 세계에서 살았다. 배우의 일은 겉으론 화려해 보이지만 한밤중에 아침 장면을 찍거나 한겨울에 여름 장면을 촬영해야 하는 등 몹시 고달픈 생활의 연속이었다. 한번 걸친 옷은 두 번 다시 입지 않는 것은 물론이고, 외모를 가꾸는 것에 온 신경과 초점을 맞추어야 했다.

이 같은 생활이 지속됨에 따라 그녀는 점점 무기력해지더니 모든 일에 의욕을 잃어가기 시작했다. 그녀도 이를 이상하다고 느꼈지만 스케줄을 어겼다간 예능계에서 매장될지도 모른다는 공포감 때문에 무턱대고 쉴 수가 없었다.

그래서 그녀는 자신이 무슨 병인지 스스로 찾아보기 시작했다. 인터넷이 없던 때였으므로 도서관에서 책을 빌려 일일이 찾아볼 수밖에 없었다. 어려운 작업이었지만 결국 자신이 우울증에 걸린 게 아닐까라는 결론에 도달했다. 자신의 병을 알고 그녀는 곧바로 병원을 찾았지만 의사는 약 처방 외에 아무 처치도 하지 않았고 병원을 다니고 있어도 증상은 전혀 호전되지 않았다.

그러던 어느 날, 그녀에게 극적인 변화가 일어났다. 계곡 로케 현장에서 맑은 물에 손을 넣은 순간 갑자기 눈물이 흐르면서 멈추지 않았다. 그녀는 이렇게 회상했다.

"그때 나에게 가장 소중한 것이 무엇인지 깨달았습니다."

그날 이후 허구의 세계에서 가능한 한 멀어지기 위해 어떠한 노력을 했는지 들려주었다. 곧바로 연기를 그만두고 시골에서 자급자족 생활을 하며 아침 생방송 프로그램 위주로 일을 했다. 여배우로서는 상상도 할 수 없는 생활이었다. 하지만 그녀는 '가장 소중한 것을 깨달은 후' 스스로 새로운 생활을 선택하여 우울증에서 벗어나는 데 성공했다. 그녀는 강연의 마지막 부분에서 대학 병원 의사들을 앞에 두고 이렇게 말했다.

"여러분, 병원을 찾아도 의사는 아무것도 해주지 않습니다. 그들은 아무것도 알지 못하기에 환자 스스로 깨달아야 합니다."

그 순간 나도 모르게 벌떡 일어나 박수를 보냈다. 그녀가 말한 그대로이다. 막상 병에 걸렸을 때 의사나 서양의학은 의지할 만한 대상이 될 수 없다. 오직 자신만이 병에 걸린 원인을 깨닫고 그것을 치유할 수 있다.

의사가 말하는
자연치유력

동양의학의 놀라움을
실감한 체험

여기서는 서양의학을 전공하던 내가 동양의학, 아울러 통합의료에 심취하여 몸담게 된 계기와 과정을 짧막하게 소개하고자 한다.

나는 현재 도쿄여자의과대학 부속 아오야마 자연의료연구소 클리닉에서 통합의료에 기초한 진찰을 하고 있다. 통합의료란, 환자의 연령과 성별, 성격, 생활환경, 나아가 그의 인생관이나 죽음에 대한 철학에 이르기까지 모든 면을 면밀히 고려하여, 서양의학과 대체의학 어느 하나를 고집하지 않고 모든 치료 방법 가운데 해당 환자에게 맞는 것을 찾아 제공하는 진료자 주체의 의료이다.

홋카이도대학 의학부 시절에 나는 테니스부 활동을 했다. 어느 날 저녁 부실을 나와 집으로 돌아가려던 참에 맞은편 방문이 반쯤 열린 것이 보였다. 무심결에 들여다보니 누군가 침을 놓고 있었다. 한 마취과 의사가 침술에 관심 있는 시민이나 학생을 대상으로 소규모 강좌를 열고 있었다. 나는 얼떨결에 안으로 들어가 흥미로운 내용에 대해 계속해서 질문을 던졌다. 그런 나에게 선생이 말했다.

"흥미가 있다면 서클이라도 만드는 게 어떤가?"

나는 곧 동양의학연구회를 만들어 중국 침술을 배웠다. 그리고 우연은 계속되었다. 어느 날 홋카이도대학 병원 옆을 지나다가 독특한 상점 하나를 발견했다. 내 의지라기보다는 어떠한 힘에 이끌리듯 들어가니 안쪽에서 백발의 노인이 나와 반갑게 나를 맞이했는데 알고 보니 그곳은 한방 약국이었다.

"사실 저는 홋카이도대학의 동양의학연구회 활동을 하고 있는 학생입니다……."

이렇게 자기소개를 하자, 노인이 다음과 같이 말하는 것이 아닌가?

"이곳에는 고전이 가득하니 언제든 편하게 읽으러 오게나."

그는 수십 가지의 약이 담긴 약장에서 약재를 꺼내 맛보아도 좋고 때에 따라서는 직접 혼합해 보아도 괜찮다고 말했다. 생각지도 못한 노인의 배려에 나는 문턱이 닳도록 들락거리며 문헌을 이리저리 뒤지고 생약을 맛보며 한방을 공부할 수 있었다.

이렇게 대학교 2학년 때의 사건을 계기로 공부를 시작하자 동양의학에 대한 흥미가 점점 더 깊어졌다. 3학년 여름방학에는 키타사토 연구소 부속 동양의학연구소현 기타사토대학 동양의학종합연구소의 세미나를 수

강해 호침豪鍼. 9가지 침의 종류 중 하나 기술을 배웠다.

그렇게 나는 대학을 졸업할 때까지 침과 한방약에 관한 내용을 대강이나마 배울 수 있었다. 물론 정식으로 환자를 치료한 적은 없었지만 학교 축제 때 마취과 선생의 지도 아래 침을 놓거나 집에서 어머니께 침을 놓아 드리는 등의 실습을 통해 실전 기술도 어느 정도 익혔다. 하지만 그때는 동양의학의 이론이나 기술에 장래성이 있을 것이라고는 생각하지 못했다.

사실 내가 중학교 2학년 때 어머니는 류머티즘에 걸려 매일 밤 심한 통증으로 괴로워하셨다. 아버지와 어머니는 큰 병원도 찾아가고 효과가 있다는 방법은 모두 해보았지만 좀처럼 나아지지 않았다. 미신에라도 매달리고 싶었던 어머니는 수상쩍은 점쟁이를 찾아가 부적을 받아오기도 했는데 아버지의 웃음만 샀을 뿐, 유감스럽게도 아무런 효과를 보지 못한 채 실망했던 기억이 있다.

그런데 내가 고등학교 2학년이던 어느 날, 어머니는 한 침술사의 치료를 받고는 아주 밝은 얼굴로 돌아오셨다. 그리고 놀랍게도 그날 밤부터 통증 없이 편하게 주무시기 시작했다. 어머니의 증상이 한순간에 좋아지는 것을 직접 눈으로 보고 동양의학의 놀라움을 실감한 순간이었다. 3~4년에 걸친 서양의학의 치료로도 고치지 못한 통증이 단 한 번의 침술 치료로 사라진 것이다.

어머니의 동통이 나은 것을 계기로 동양의학에 대해서 '재미있는 세계다, 지식과 기술을 익혀두는 것도 나쁘지 않겠다'라는 어렴풋한 생각을 가지고는 있었지만, 의대에 들어가 서양의학 공부를 하며 하루하루 바쁘게 보내던 나에게 이때까지도 동양의학은 단지 흥미로운 대상에 지나지 않았다.

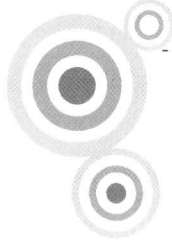

인생의 전기,
미국 MIT에서의 침술 세미나

30대 중반, 나는 유학을 떠나 미국의 하버드 대학에서 당시 최첨단 과학이었던 유전자 연구에 몰두했다. 신장 세포에 존재하는 증식인자Growth factor의 유전자 전사Transcription를 조절하는 시스템에 관한 연구였다. 아내와 함께 미국 영주를 진지하게 고려하며 연구에 완전히 몰입하고 있었던 때라 얼마 뒤 나의 인생을 완전히 뒤바꾸어 놓을 사건이 기다리고 있으리라고는 꿈에도 생각하지 못했다.

어느 날 아침, 한 엔지니어가 연구소로 찾아와 잠을 잘못 잔 탓에 목이 아프다며 통증을 호소했다. 통증으로 얼굴을 잔뜩 찌푸린 엔지니어가 안쓰러워 '동양적 방법으로 한번 고쳐볼까요?'라며 침을 놓았다. 침 한 대를 놓자 통증은 말끔히 사라졌고 이것이 입소문을 타 저마다 침을 맞고 싶다는 사람들이 몰려들기 시작했다. 순식간에 나의 침에 관한 평판이 퍼졌고 천하의 매사추세츠 공과대학MIT, Massachusetts Institute of Technology에서도 침을 주제로 세미나를 열지 않겠느냐며 의사를 물어 왔다. 재미삼아 놓은 침이 이런 결과를 낳을 것이라고 누가 상상이나 했겠는가?

물론 처음에는 거절했다. 어느 정도의 지식은 있었지만 침은 내 전문이 아니었고 MIT의 쟁쟁한 인재들을 앞에 두고 부족한 세미나를 진행할 수는 없었다. 하지만 MIT는 계속해서 나의 의향을 물어 왔고 거절하는 것이 점점 더 곤란해져 결국은 세미나를 수락했다. 그런데 문득 내가 침술과 관련된 전문 용어를 영어로는 전혀 모른다는 사실을 깨달았다. 당황한 나는 뉴욕으로 달려가 침술 관련 책을 수소문했고, 다행히도 영문으로 된 전문서 한 권을 어렵게 구해 세미나를 무사히 개최할 수 있었다.

세미나는 예상 이상의 반향을 불러왔다. 강연을 마치자 마이크 앞은 질문하기 위한 행렬로 장사진을 이뤘고 질의응답 후에는 모두가 나를 둘러싸는 바람에 큰 소란이 벌어졌다. 그리고 하나같이 궁금해 하는 사실이 있었는데 바로 '어째서 당신 나라에서는 이렇게 놀랍고 재미있는 침술을 연구하지 않나?'라는 것이었다.

"일본인은 고지식하기 때문이다."

이렇게 답하자, 다음과 같은 질문을 하는 것이 아닌가?

"그렇다면 우리가 연구할까?"

이 말을 듣는 순간 정신이 번쩍 들었다.

'MIT의 우수한 연구자가 이 정도로 흥미를 보인다면 누군가 진지하게 동양의학에 관한 연구를 시작할지도 모른다. 연구 성과가 미국에서 아시아로 역수입될 수도 있다. 그것은 아시아인으로서 부끄러운 일이며, 무엇보다 우리의 선조가 배양해 온 전통의학을 미국인이 연구하는 것을 눈 뜨고 빤히 지켜보는 것은 죄를 짓는 것과 같다.'

게다가 그 무렵은 내가 10년 이상 의사 생활을 하며 의사와 서양의학이 상상 이상으로 무력하다는 사실을 깨달은 시기로, 서양의학으로는 치료하고 싶어도 치료할 수 없는 병이 너무나 많고 한계가 존재함을 실감하고 있을 즈음이었다.

'나는 동양의학을 공부해야 하지 않을까? 침술과 한방에 관한 지식을 서양의학에 활용할 수 있지 않을까?'

생각이 여기에 미치자 나는 미국에서 진행하던 연구를 중단하고 일본으로 돌아가기로 마음먹었다. 모든 사람이 하는 최첨단 연구가 아니라 나만이 할 수 있는 것을 추구하고자 결심한 순간, 나는 통합의료를 실현하기 위한 긴 여정에 발을 들여놓은 셈이었다.

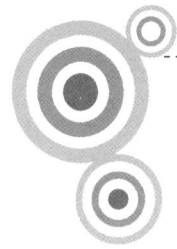

동양의학이 서양의학보다 우수한 것은 아니다

　동양의학이나 대체의학에 관해 열심히 공부했지만 그 성과를 바로 실제 현장에 활용할 수는 없었다. 귀국 후에 복귀한 도쿄여자의과대학의 신장내과 역시 주류는 서양의학이었기 때문에 기공이나 침술, 아유르베다_{Ayurveda, 인도, 네팔, 스리랑카 등에서 일반화된 고대 힌두교의 건강관리체계로 생명과학을 일컬음}와 같이 '보이지 않는 힘'으로 치료한다고 하면 대학병원에서 주술을 시작하려는 정도로 여기는 게 고작이었다.

　그러던 어느 날, 목표한 의료를 실현하지 못해 욕구 불만에 가득 차 있던 나에게 낭보가 날아왔다. 1997년, 유학 중에 설립한 동양의학연구소에서 함께 일해 보지 않겠느냐는 제안이 들어온 것이다. 연구 성과를 활용할 기회라고 생각했기에 나는 조금의 망설임도 없었다.

하지만 현실은 그렇게 호락호락하지 않았다. 그리 오래지 않아 그곳의 치료방침에 의문이 들기 시작했다. 혈압이 200mmHg나 되는 환자가 방문해도 혈압강하제Hypotensive agents를 투여하지 않고 한방약만을 처방하는 것이 아닌가? "그대로 두어도 괜찮습니까?"라고 교수에게 물어도 되돌아오는 답변은 "합병증이 생기지 않으면 좋을 텐데요"라는 한마디뿐이었다. 하지만 그 한방약을 썼을 때 합병증이 발생하지 않았다는 문헌은 어디에도 없었다.

교수의 자신감은 대체 어디서 오는 것일까? 나로서는 이해할 수 없는 것이 너무나 많았다. 게다가 동양의학연구소라고 자청하면서도 기공 치료를 신뢰하지 않았으며, 침술 치료도 침구사에게 맡기면 되니 의사는 침을 놓지 말라고 했다. 이 연구소에서는 대체 어떤 치료를 하고 싶은 것일까, 나는 전혀 이해할 수가 없었다.

그렇게 1년 남짓 보냈을까. 어느 날 교수가 나를 불러 말했다.

"서양의학은 버리게, 한방 전문가를 육성하는 데 방해가 될 뿐이야."

그리고 서양의학에 지나치게 의존해서는 안 된다는 말도 덧붙였다. 아마도 나를 쓸데없이 이론만 파고드는 융통성 없는 인간이라고 생각했던 것 같다. 하지만 나에게 서양의학과 동양의학은 똑같이 중요한 존재이다. '서양의학은 병을 치유할 수 없다'라는 것은 현 시점에서는 진실이지만 미래에도 그럴 것이라고는 절대 장담할 수 없다. 서양의학의 연구는 일취월장으로 매초 매분 단위로 발전하고 있으며 언젠가는 획기적인 암 치료법을 개발하거나 어떤 암이라도 예방하는 특효약을 개발할 수 있다. 그래서 환자에게도 '서양의학의 의사와 관계를 단절하면 손해입니다'라고 충고하고 있으며 현재 의료에 서양의학도 당연히 필요하다는 점을 이해시킨다. 결코 동양의학이 서양의학보다 우수하다고는 생각하지 않는다.

 너무나 한쪽으로 치우친 교수의 견해를 듣고 바보가 된 기분이 들었다. 이런 곳에서 나의 꿈을 실현할 수 없다는 생각이 든 직후 동양의학연구소를 그만두고 다시 신장내과로 돌아왔다. 그리고 드디어 2002년이 되어서야 내가 마음속에 그리던 통합의료를 실현할 수 있는 부서를 발견할 수 있었다. 바로 도쿄여자의과대학 부속 성인의학센터에서 일주일에 1회 반나절 동안 외래진료를 볼 수 있게 된 것이다. 많은 환자가 물밀듯 몰려들었고 3개월이 지나자 예약을 받을 수 없을 정도가 되었다. 이것을 해결하기 위해 여자의과대학은 부속 아오야마병원의 한 빌딩에 현재의 아오야마 자연의료연구소 클리닉을 개설하기로 결정했다. 이후 나는 이 클리닉에서 1995년부터 계획했던 통합의료를 실천하고 있다.

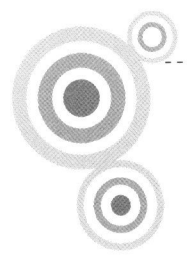

'생활'과 '사고방식'부터 바꾸자

 지금까지 통합의료를 실현하기까지의 과정을 소개했는데 그렇다면 통합의료란 대체 어떤 의료일까? 한마디로 표현한다면 '사람을 행복하게 하는 의료'라 할 수 있다.
 똑같이 암을 앓더라도 환자가 원하는 의료는 사람마다 다르다. 연령, 성별, 성격이나 생활환경에 따라 다른 것은 물론이고 그 사람이 남은 인생을 어떻게 보내고 싶은지, 어떤 최후를 맞이하고 싶은지 등 인생관에 따라서도 크게 달라진다. 이러한 환자의 조건을 모두 고려하여 서양의학에 국한하지 않고 모든 분야에서 해당 환자에게 가장 잘 맞는 의료를 제공하는 것이 통합의료라고 생각한다. 그래서 통합의료는 환자를 대할 때도 젊은 40대와 체력이 약한 80대의 접근 방법이 다르며 남성과 여성에 따라서도 차이가 난다.

물론 환자의 성향에도 주의해야 한다. 예컨대 서양의학을 선호하는 사람에게 기공 치료를 소개하면 '뭐야, 의사라는 사람이 비과학적인 말을 하고 있어!'라며 불신하기 쉬우므로 그 같은 환자에게는 서양의학적 치료를 제공하는 것이 적절하다. 반대로 서양의학을 싫어하는 환자는 처음부터 서양의학을 추천하면 달가워하지 않는다. 설사 서양의학의 치료가 최선이라 해도 무조건 추천하지 않고 그 치료에 관한 정보를 가능한 한 많이 제공하는 것이 통합치료의 접근 방식이다.

더불어 환자의 다양한 생활환경을 고려하는 것도 중요하다. 세상에는 가족과의 밀접한 교류 속에서 생활하는 사람이 있는가 하면 혼자서 외롭게 지내는 사람도 있다. 가족을 위해 살고자 하는 의지가 강한 사람과 이제 슬슬 인생을 정리하려고 생각하는 사람은 원하는 의료도 다르므로 개개의 환자가 희망하는 의료를 제공하는 것이 중요하다.

또한 대체의학은 의료보험 대상이 아니어서 치료 비용은 모두 환자의 부담이 되므로 통합의료의 제공 시 치료비에 대한 조건도 무시할 수 없다. 환자 중에는 치료에 돈을 쓰지 못하는 사정이 있거나 돈을 쓰고 싶지 않은 사람도 있을 것이다. 이런 경우라도 돈이 들지 않는 나름의 치료를 제공해야 한다. '돈이 없는 사람은 사절'이라며 문전박대를 한다면 모든 환자를 행복하게 하는 통합의료라 할 수 없다.

그래서 나는 무턱대고 치료를 제안하지 않는다. 처음부터 돈이 드는 치료를 제안한다면 형편이 안 되는 사람은 희망을 잃어버리기 때문이다. 우선 생활과 사고방식의 개선을 조언하고 비용을 부담하기 힘든 사람에게는 '생활과 사고방식을 조금만 바꿔도 몸에 변화가 있을 것이다. 이제 오지 않아도 괜찮다'라고 말한다.

실제로 이런 조언을 하면 환자의 내부에서는 '어쩌면 생활을 바꾸기만 해도 병이 나을지도 모른다'라는 기대가 생기게 되고 그것만으로도 체내 환경에 많은 변화가 일어나 몸 상태가 조금씩 개선될 것이다.

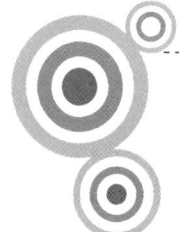

암이 나아도 삶이 불행하다면 의미가 없다

통합의료의 목적은 환자 개개인의 희망에 가장 부합하는 의료를 제공하는 것이다. 설사 '이런 치료가 가장 좋지 않을까?'라는 생각이 들더라도 그것을 자제하고 환자가 어떤 치료를 원하는지 충분히 들어주는 것이다.

나도 처음부터 이런 규칙을 정했던 것은 아니다. 통합의료라는 이름을 내걸고 진료를 시작했을 때만 해도 나의 생각은 서양의학으로 고치지 못하는 환자에게 대체의학이라는 선택 사항을 제공하는 것이 좋겠다는 수준에 지나지 않았다.

통합의료가 지금의 수준에까지 이른 것은 많은 환자들의 덕택이다. 환자를 보고 있으면 그들이 무엇을 생각하고 어떤 인생을 살아왔는지를 알 수 있다. 이런 사람은 이런 병에 걸린다, 이런 사고방식은 병의 고통에서 해방될 수 있다, 이런 방법으로는 문제를 전혀 해결하지 못한다 등등 환자로부터 너무나 많은 것을 배웠다. 의사에게 있어 모든 환자가 교과서인 것이다.

특히 인상에 남는 환자로 42세의 여성이 있었다. 여객기 승무원인 그녀는 유방암 초기였다. 유명한 유방암 전문가가 있는 병원을 모두 다닌 끝에 나의 클리닉을 찾았다. 그녀가 가장 원하는 것은 '추해지지 않는 것'이었다. 유방 절제 수술을 하면 암 덩어리는 제거할 수 있겠지만 가슴에 커다란 흉터가 남는 데다 재발의 가능성도 완전히 배제하지 못하는 상황이었다. 그런 그녀는 수술은 하지 않고 대체의학으로 치료하고 싶다는 자신의 의사를 정확하게 밝혔다.

나는 주저했다.

'유방암 초기라면 수술로 치료할 수도 있다. 42세의 젊은 나이이므로 수술로 암이 완치되면 앞으로도 많은 인생을 즐길 수 있을 것이고 일도 계속할 수 있다. 대체의학을 시도하지 않고 한시라도 빨리 수술하는 편이 좋다.'

보통의 의사라면 누구나 그렇게 생각할 것이다. 게다가 유방암은 마지막에는 유방이 짓무르거나 피부가 붉게 부풀어 오르는 경우가 많다.

"수술하지 않는다고 온전한 상태를 유지할 수 있다는 보장도 없습니다."

이러한 사실들을 알리면서 나는 어떻게든 그녀를 설득하고 싶었지만 그녀의 결심은 전혀 흔들리지 않았다.

"아직 A 방법은 쓸 수 있을 겁니다."

라고 제안해도 그녀는 이렇게 답했다.

"아니오. 그 방법에 관해서는 ○○선생과 ○○선생 그리고 ○○선생께 이야기를 들었습니다."

하는 수 없이 그녀의 희망대로 대체의학으로 치료를 시작했지만 진찰 때마다 '수술은 여전히 고려하지 않고 있나요?'라고 물을 수밖에 없었다. 아무리 환자가 원치 않는다고 해도 병을 치료할 수 있는 방법을 알면서 아무것도 하지 않고 최후를 기다리는 일은 의사로서 도저히 받아들일 수가 없었다. 그러나 끝내 그녀는 수술을 받지 않고 1년 6개월 후 정말로 아름다운 모습 그대로 죽음을 맞았다.

지금까지도 그녀의 죽음은 의사인 나에게는 유감스런 일일 수밖에 없지만 그녀의 애인이 보여준 일기를 보고 그녀의 마음을 조금은 이해할 수 있었다. 그녀는 나의 클리닉을 처음 방문했던 날을 다음과 같이 기록했다.

'처음으로 신뢰할 수 있는 의사를 만났다. 이 사람이라면 모든 것을 털어놓을 수 있을 것 같다.'

아마도 그녀는 정말로 행복하고 만족스런 상태에서 죽음을 맞았을지 모르겠다. 내가 '수술을 받았으면 좋겠다, 암을 고쳐주고 싶다'라는 생각을 계속 강요했다면 암이 치유되었더라도 그녀의 남은 인생은 불행했을는지 모른다.

　그녀의 죽음을 통해 절실히 깨달은 것은, 의사의 생각이 설사 옳다고 하더라도 환자에게 강요해서는 안 된다는 것이다. 의사가 환자에 대해 '이 사람에게 이런 치료를 하고 싶나'라고 생각하는 것과, 환자 본인이 '이런 치료를 받고 싶다, 이렇게 죽음을 맞는 것이 행복하다'라고 느끼는 것은 다르다.

　환자가 행복을 느끼는 것, 환자가 만족 속에서 죽음을 맞이하는 것. 통합의료를 실천하는 데 가장 중요한 가르침을 얻은 귀중한 경험이었다.

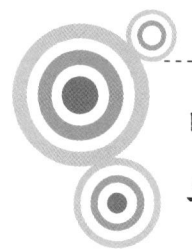
남은 인생의 시간을
의사에게 맡기지 마라

　환자의 행복은 대체 무엇일까? 이것을 생각하면 모든 환자에게 동일한 의료를 제공하려는 현재 의료의 기본자세에 의문을 느낀다.
　예를 들어 50세의 당뇨병 환자가 진찰을 받으러 왔다고 생각해보자. 처음에는 식사요법과 운동요법을 제안한다. 환자가 '오래 살지 않아도 좋으니 좋아하는 것을 먹고 마시며 남은 인생을 보내고 싶다. 식사요법은 아무래도 싫다'라고 난색을 보여도 '무슨 그런 바보 같은 말을 하십니까?'라며 상대의 말을 무시한다.
　그리고 식사요법과 운동요법이 효과가 없으면 약물요법을 시작한다. 경구용 약을 처방하고 그래도 당뇨 수치가 개선되지 않으면 인슐린 주사를 시행한다. 하지만 인슐린 주사를 맞는다고 합병증이 절대 생기지 않는다는 보장은 없으므로 안심할 수는 없다. 당뇨병성 망막증이 발병하여 눈에서 출혈이 생기면 레이저 치료가 기다리고 있을 것이다. 당뇨병성 신장 질환Diabetic nephropathy으로 신장이 제 기능을 잃어버리면 인공투석이 시작된다. 신경장애가 발생하고 다리가 썩는 괴저가 나타나면 다리 절단도 피할 수 없다. 어떻게든 살고 싶어 하는 환자라면 이런 치료를 잘 견딜 수 있겠지만, 단 5년이라도 좋으니 즐겁게 살고 싶다고 생각하는 환자는 어떨까? 다리를 절단하고 매일같이 고된 투석을 받으며 살아 있는 것이 과연 행복할까?

환자가 남은 인생을 어떻게 살기를 원하는지, 몇 세까지 살기를 바라는지에 관한 여러 사항들도 무시할 수 없는 문제다. 어떤 수를 써서라도 백 세까지 살기를 간절히 원하는 환자에게는,

"좋아하는 대로 먹고 마신다면 원하는 대로 살 수 없습니다. 당뇨병이 악화되지 않게 지금까지와는 다른 생활방식을 따라야 합니다."

라고 말하고 동원할 수 있는 모든 치료를 제공해야 한다. 하지만 '앞으로 5년을 살 수 있다면 그것으로도 충분하다'라는 환자에게 똑같은 말을 한다면 그 사람은 절대 받아들이지 않을 것이다. 그 환자에게는 엄격한 생활 개선의 제안보다는 다음의 말이 더 적합할 것이다.

"지나치지만 않으면 원하는 대로 생활해도 좋습니다. 단, 병이 악화되면 그때 가서 다시 5년을 더 살고 싶다고 해도 처음으로 되돌리는 것은 불가능하다는 사실을 알아두셔야 합니다."

인생을 결정하는 것은 환자 자신이지 의사가 아니다. 의사가 당연하다고 생각하는 것이 환자에게도 반드시 '당연한 것'이라는 보장은 없다.

예컨대 고혈압 때문에 혈압 강하제를 처방받은 환자가 "선생님, 이 약을 죽을 때까지 먹어야 합니까?"라고 질문하면 의사는 "당연하다"라고 답한다. 하지만 결코 당연하지가 않다. 의사가 해야 할 일은 '약을 복용하시오'라고 명령하는 것이 아니라 환자의 증상이나 약에 대해 충분히 설명함으로써 환자가 약의 복용을 결정하게 하는 것이다.

"고혈압은 혈압이 높은 것 자체가 문제라기 보다는 앞으로 뇌혈관 장애나 심근경색을 일으킬 위험이 크다는 게 문제입니다. 그 위험을 낮추기 위해서는 혈압을 내리는 수밖에 없는데 가장 확실한 방법은 혈압강하제를 복용하는 것입니다. 운동이나 체중감량으로도 혈압을 내릴 수는 있지만 100% 보장할 수는 없습니다."

이 같은 설명을 한 후에 환자에게 '약을 사용하시겠습니까?'라고 물어야 한다. 내용을 정확하게 설명하면 환자는 '80세까지는 살아야 하니, 약을 복용해 위험을 낮추어야겠군'이라고 판단할 수 있으며 세월이 지나 80세가 되었을 때 '이제는 약을 끊어야겠다'라고 결정할지도 모른다.

환자에게 필요한 정보를 제공하고 환자 자신이 인생을 결정하게 하는 것, 이것은 조금만 생각해 보면 당연한 일이다. 하지만 오늘날의 의료는 이같이 당연한 사실을 간과하고 있는 듯하다.

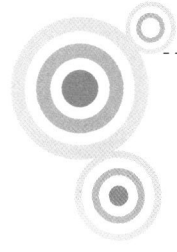
의사가 권하는 치료가
최선이 아닐 수 있다

획일적인 의료에도 문제가 있지만 환자에게도 어느 정도의 책임이 있다. 의사에게 모든 것을 맡기고 의사가 제안하는 치료를 무조건 받아들이는 환자가 너무도 많다.

내가 있는 클리닉에도 진찰실로 들어서며 '선생님 어떻게 하면 좋을까요?'라고 말하는 환자가 적지 않다.

"무릎을 인공관절로 하면 통증은 나아질지 모르지만 책상다리를 하고 앉을 수 없게 되겠지요? 게다가 수술이 성공한다는 보장도 없고요. 하지만 무릎 통증이 너무 심해서……. 저는 어떻게 하면 좋을까요?"

이런 질문을 한다면 나는 아무것도 답할 수가 없다. 그 사람이 어떻게 해야 행복해질지는 내가 결정할 수 있는 일이 아니며, 불행해 진다고 책임을 질 수도 없기 때문이다.

제대로라면 주치의 선생에게 수술이 성공할 확률을 물어야 한다. 뼈의 모양이나 밀도를 정확히 진단받고 통증에서 해방될 확률이 몇 %인지 정확히 듣고 난 후 그 확률의 높고 낮음은 본인이 판단하는 것이다.

암 환자도 마찬가지다. "화학요법은 받고 싶지 않은데 어떻게 할까요?"라고 말할 것이 아니라 다음과 같이 묻는 것이 맞다.

"이 화학요법을 받으면 5년 생존할 확률이 얼마나 높아지나요?"

환자가 이렇게 물으면 의사는 "당신의 암 상태라면 5년 생존 확률은 80%이며, 항암제 치료를 받으면 85%로 올라갑니다"라고 설명할 것이다. 그 5%의 높고 낮음을 평가하는 것은 환자에게 달렸다. 실제로 뇌종양에 쓰이는 화학요법 중에 12개월 수명을 14.5개월로 연장하는 약이 있지만 약을 사용하는 이상 부작용의 가능성은 항상 존재한다. 부작용의 위험과 함께 수명을 2.5개월 연장하는 것이 의미가 있는지의 여부는 개인마다 다르다.

말하자면, 의사가 권하는 치료가 반드시 자신에게 최선의 방법이라고는 할 수 없다는 뜻이다. 또한 환자는 충분한 판단 근거를 제시받지 못하면 올바른 판단을 할 수 없으므로 의사를 좀 더 추궁하여 많은 정보를 들어야 한다.

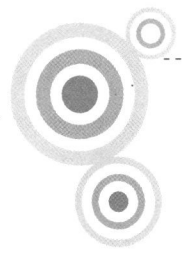

서양에서 주목받는 대체의학

환자에게 통합의료를 좀 더 충실히 제공하는 데 반드시 필요한 치료가 대체의학이다.

대체라고 하면 '서양의학 대신에 받는 의료'라는 뜻으로 받아들일 수 있지만 결코 그렇지 않다. 물론 대체의학만으로 효과를 얻기도 하지만 대부분 서양의학과 치료를 병행한다. 그래서 대체의학$_{CAM}$은 일반적으로 'Complementary and Alternative Medicine'을 번역한 '보완대체의학'으로 일컬어진다. 여기서 'Alternative'를 그대로 '대체'라고 번역했지만 본래의 의미와는 다소 거리가 있다. 통합의료에서 대체의학의 역할을 생각한다면 '환자의 선택 대상이 되는 의료'라는 의미를 담아 '선택적 의료'로 번역하는 것이 적합하다.

그렇다면 대체의학은 어떤 의료를 말하는 것일까? 엄밀히 단정지어진 정의는 없지만 보통은 근대 서양의학에서 일반적으로 쓰이지 않는 모든 의료를 통틀어 대체의학이라 부른다. 전통의료는 물론이고 온열요법이나 식사요법, 심료내과心療內科, 환자의 마음을 편안히 다스려 심리적 요법으로 치료하는 내과 진료에서 사용하는 인지요법이나 최면요법, 이미지요법, 음악요법 등도 모두 대체의학에 포함된다.

대체의학이라고 하면 언뜻 정식으로 승인되지 않은 의료라는 느낌이 강한데 결코 그렇지 않다. 국가에 따라 정식으로 인정되는 의료의 종류는 매우 다양하며 한방약, 침뜸, 안마, 지압 중의 일부는 의료보험 혜택을 받을 수 있다.

영국에서는 국가의 인정을 받은 심령요법사Healer가 병원에서 실시하는 '영적 치유Spiritual healing'가 의료보험 대상에 포함되기 때문에 무료로 대체의학 치료를 받을 수 있다. 이것에 대해 많은 사람이 다음과 같은 의문을 가질 것이다.

"손을 얹기만 하는 치료를 정식 의료로 인정할 수 있을까?"

그러나 영적 치유의 효과를 인정하는 국가는 영국만이 아니다. 비록 보험 대상으로 인정하지는 않지만 미국에서는 5만여 명의 간호사가 바바라 브래넌Barbara Ann Brennan, 의식과 에너지 장의 관계 이론을 치료에 도입한 사람으로 기적의 치유사로 불림 방식의 힐링 치료를 실천하고 있는데, 이 치료법을 확립한 바바라 브래넌 박사는 원래 NASA의 물리연구원이었다고 한다.

전 세계적으로 이 같은 영적 치유의 메커니즘과 효과를 과학적으로 해석하려 한 사람이 적지 않다. 독일에서는 6종의 허브 치료를 보험에서 인정하고 있으며 벨기에는 방향요법Aroma therapy에 사용하는 25종의 오일이 보험 대상에 포함된다. 인도에서는 아유르베다와 동종요법Homeopathy, 질병과 비슷한 증상을 일으키는 물질을 극소량 사용하여 병을 치료하는 방법을 인정하고 있다.

각국의 이 같은 의료 상황을 모두 고려하면, 한두 가지의 기준만으로는 대체의학이라는 카테고리가 성립되기 어려우므로 병원에서 일반적으로 시행되는 치료 외에는 모두 대체의학이라 부르기로 한 것이다.

결국 대체의학의 내용은 시대와 함께 변화한다고 볼 수 있다. 예컨대 중립자선重粒子線을 이용한 암 치료나 유전자 치료, 세포면역요법 등은 현시점에서는 대체의학의 카테고리에 들어갈 수밖에 없지만 연구가 좀 더 진행되고 치료가 일반적으로 행해진다면 서양의학의 치료로 인정받게 될 것이다. 한방의학이나 침뜸 치료와 같은 전통의학도 전 세계 병원에서 당연하게 시행되는 시대가 오면 통상의료가 될 것이며, 지금 통상적으로 시행되는 의료가 오히려 대체의학으로 재검토될 수도 있는 노릇이다.

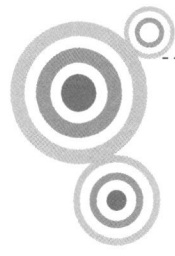
단백질의 음악으로
암 유전자를 억제할 수 있다

나는 클리닉에서 항상 모든 대체의학을 제공하기 위해 애쓰고 있다. 다른 병원에서는 제공하지 않는 치료 방법을 실행하는 것도 적지 않으며, 특정 의료를 필요로 하는 환자가 단 한 명이라도 있다면 치료를 받는 데 필요한 모든 여건을 갖추고자 노력한다.

단백질 음악도 그중 하나이다. 단백질은 다수의 아미노산 연결 구조로 이루어진 화합물로, 인간의 몸에는 20여 종의 아미노산이 존재하고 아미노산의 배열로 수많은 단백질이 합성된다. 그리고 아미노산 배열 정보의 토대가 되는 것이 유전자 정보이다.

프랑스 물리학자인 조엘 스턴하이머Joel Sternheimer 박사는 유전자 정보에 따라 아미노산이 차례대로 결합하여 단백질의 합성이 이루어지며 아미노산 하나가 결합할 때마다 특유의 소리가 난다는 사실을 발견했다.물론 76옥타브를 내려가야 하므로 보통의 상태에서는 그 소리를 들을 수 없다. 20여 종의 아미노산은 각각 다른 소리를 내며, 단백질을 합성할 때는 그 배열에 맞는 음악을 연주한다는 것이다.

이에 스턴하이머 박사는 아미노산 배열을 규명하여 아미노산과 공명을 일으키는 '단백질 음악'이라는 것을 만들어냈다. 그중에는 암의 억제 유전자를 활성화하는 음악, 암 유전자를 억제하는 음악 등 치료에 사용할 수 있는 것이 많다.

처음 이 방법을 접했을 때에는 그 신기하고도 기발한 원리에 감명을 받아 치료에 도입하려 했었다. 그런데 알고 보니 이는 그리 간단한 문제가 아니었다. 부작용이 따랐기 때문이다. 예를 들어, 토마토에게 증식인자를 활성화하는 음악을 들려주면 매우 빠른 속도로 성장하지만 계속해서 음악을 들려주면 토마토는 빠르게 시들어 버린다.

하지만 부작용이 있다는 것은 그만큼 효과를 기대할 수 있다는 것을 의미한다. 예컨대 세계 2차 대전 후 일본에서는 '사과의 노래'라는 곡이 유행했을 때 1차 베이비붐을 맞았다. 사실 '사과의 노래'에는 아크로신 인히비터Acrosin inhibitor를 억제하는 멜로디가 들어 있다. 아크로신Acrosin은 정자가 난자의 난막을 뚫고 수정할 때 필요한 효소이며, 아크로신 인히비터는 아크로신의 활동을 방해하는 물질이다. 다시 말해 아크로신 인히비터를 억제하면 정자와 난자가 쉽게 결합할 수 있다는 말인데, 이것이 시대 배경과 멋지게 맞아 떨어진 것이다. 또한 모차르트의 곡에는 소의 프로락틴(Prolactin, 유즙분비 호르몬)을 활성화시키는 멜로디가 들어 있어 이 곡을 들은 소는 더 많은 우유를 생산한다. 그 외에도 베토벤의 '전원 교향곡'은 빵 효모를 활성화시키며, 비발디의 사계 중 '봄'은 된장을 숙성시키는 등 단백질 음악의 효과는 매우 크고 다양하다.

클리닉에서 이 치료법을 제공할 수 있었던 것은 후카가와 요이치라는 분의 도움 덕택이다. 후카가와 씨는 일본에서 단백질 음악을 이용할 수 있는 유일한 인물이지만 의사의 자격이 없어 그 기술을 활용하지 못하고 있었다. 나는 그에게 내가 동석한 상태에서 치료할 것을 제안했다. 이 치료법은 환자의 병태에 맞는 몇 십 곡의 음악을 미리 준비했다가 환자에게 들려주는 방식으로 진행되는데, 암 환자를 위해서는 암의 유전자를 억제하는 곡이나 암 억제 유전자를 활성화하는 곡, 림프구를 활성화하여 면역력을 높이는 곡 등이 준비된다. 환자에게 준비한 곡을 각각 1분 정도 들려주면서 떠오르는 이미지를 말하게 한 후, 마지막에는 환자가 좋아하는 곡을 선택하게 한다.

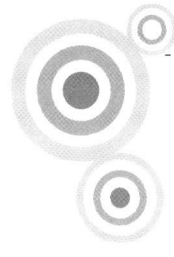
다섯 개의 '보이지 않는 힘'으로 건강해진다

"무대의 주연은 환자 자신이고 가족은 조연 배우이다. 의사인 나는 무대감독이고 다른 의료 관계자는 주변에서 배우를 보조하는 스태프이다. 우리는 결코 무대에 오르지 않는다."

이것은 클리닉 벽면에 붙여 놓은 글로 환자에게 보내는 메시지이다. 이 메시지에는 질병이라는 무대에 오르는 사람은 주연 배우인 환자와 조연 배우인 가족들뿐이라는 철학이 담겨 있다. 의사는 단순한 무대감독, 병원의 관계자는 무대 뒤에서 배우들을 지원하는 역할을 담당할 뿐이다.

무대감독인 나는 배우가 연기를 잘할 수 있게 어드바이스를 건넨다. 다시 말해 대체의학을 포함해 실행 가능한 모든 치료법을 무대 위

환자에게 전달한다. 내가 주는 단서를 계기로 '이 부분을 개선해야 한다'라고 깨달아 자신의 연기에 변화를 준다면 아카데미상이 꿈만은 아니다. 누구나 기적을 일으킬 수 있는 것이다.

설사 상은 받지 못하더라도 시행착오 속에서 하나하나의 장면을 소중하게 여기며 자신의 의지대로 연기했다면 만족스럽게 무대에서 내려올 수 있다. 모든 환자가 행복하게 무대에서 내려오는 것, 그것이 무대감독인 나의 바람이다.

만약 여러분이 병에 걸린다면 어떻게 해야 최고의 연기를 할 수 있을까? 어떻게 하면 만족을 느끼며 무대를 내려올 수 있을까? 이때 여러분을 도울 수 있는 다섯 가지의 '보이지 않는 힘'이 있는데 바로 '사고방식', '자기치유력', '기', '온기', '영혼의 정화'이다.

다음 장에서는 이 '보이지 않는 힘'으로 건강해지는 방법을 구체적으로 소개할 것이다.

제2장

'사고방식의 변화'로 건강해진다

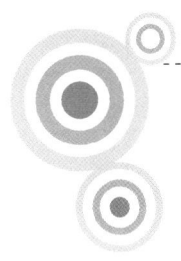

몸과 마음에 대한 배려, 병을 치유하는 첫걸음

병은 몸과 마음으로부터 전해오는 메시지이다. 몸과 마음이 '도와 줘!'라고 무언의 비명을 지르며 당신에게 호소하고 있는 것이다.

만일 당신이 어떤 병에 걸렸다면 자신의 몸과 마음이 무엇을 말하려 하는지 곰곰이 생각해 보자. 물론 간단히 알 수 있는 것은 아니다. '이걸까?'라고 짐작 가는 점이 있어도 반드시 그렇다는 보장도 없으며, 생각지도 못한 것이 원인일 수 있기에 정답을 찾기까지 많은 시간이 걸릴 수 있다.

하지만 그렇다고 '도저히 모르겠다, 누가 가르쳐 줄 수 없나?'라며 도중에 포기해서는 안 된다. 세상에 태어나 줄곧 함께 해온 사람, 살아온 과정을 가장 잘 알고 있으며 정답에 가장 가까이 있는 사람은 다름 아닌 환자 자신이기 때문이다. 메시지를 깨닫는 것, 그것은 환자 자신만이 할 수 있는 일이다.

그렇다고 반드시 혼자서 고민할 필요는 없다. 당신과 함께 오랜 시간을 보낸 사람, 당신을 잘 아는 가족 혹은 파트너와 상담하는 것도 하나의 방법이다. 병의 원인을 열심히 생각하고 그것을 깨닫는 것이 병을 치료하는 데 가장 중요한 부분이므로 정답에 이르기까지 몇 번이고 계속해서 생각해 보자.

가장 먼저 할 일은 자신의 생활을 돌아보는 것이다. 아침에 눈을 떠서 하루를 보내고 해가 진 후 잠자리에 들었다가 다음날 눈 뜨기까지 꼬박 하루에 걸친 시간을 되짚어 보자. 폭음, 폭식을 자제하고 정해진 시간에 균형 잡힌 식사를 하고 있나? 밤을 새우지는 않나? 가족이나 회사 내 인간관계는 원만한가? 잠시만 생각해 봐도 몸과 마음이 100% 편안한 상태에서 생활하고 있는 사람은 없을 것이다. 그리고 그 사실을 깨달았다면 불편한 부분부터 개선을 시작하는 것은 어떨까?

우리가 부탁하지 않아도 몸이라는 것은 저절로 움직이기 때문에 많은 사람이 자신의 몸에 감사하거나 배려하는 것을 잊고 너무도 당연하게 육체를 혹사시킨다. 이것은 자기 몸에 실례되는 행동이다. 생을 마감할 때까지 성실하게 일하는 몸을 이제는 조금 생각해 주는 것이 어떨까? 몸을 배려하며 생활하면 우리 몸은 긍정적인 반응을 보일 것이다. 이것을 뒤집어 생각하면 외부에서 어떤 치료를 하더라도 몸이 반응하지 않으면 어떠한 효과도 기대할 수 없음을 뜻한다.

몸을 배려하는 생활의 기본은 '양생養生, 몸과 마음을 편안히 하고 병에 걸리지 않게 노력함'이다. 중국에서 가장 오래된 의학서로 중국의학의 근간을 이루는 《황제내경黃帝內經》은 황제黃帝, 중국 건국 신화에 나오는 삼황오제 중 하나로 중국을 처음으로 통일한 군주이자 문명의 창시자임와 기백岐伯, 황제의 신하로서 명의로 이름을 떨침의 토론으로 시작된다.

"옛날 사람은 백 세가 넘어도 건강하다 들었는데 어째서 요즘 사람은 50세만 되면 모두 병이 드는 것일까?"

기백이 다음과 같이 답하였다.

"그 당시 사람은 양생을 마음에 깊이 새기고 사시음양四時陰陽에 따라 생활했습니다. 음식에 절도가 있었으며 규칙적으로 생활하고 힘을 무리하게 쓰지 않았기 때문에 심신이 모두 건강하여 백 년 수명을 다할 수 있었던 것입니다."

봄에는 봄, 여름에는 여름, 가을에는 가을, 겨울에는 겨울의 생활이 있으며 각각의 계절에 맞게 생활하는 것이 양생이다. 동양의학에서는 양생을 건강의 기본으로 삼고 이를 게을리하면 건강한 생활을 할 수 없다고 보았다. 기백은 양생을 게을리하고 잘못된 생활을 하기 때문에 천수를 다하지 못하는 것이라 말하고 있다.

양생을 중요하게 여기는 것은 한방의학만이 아니다. 인도의 아유르베다라고 하면 대부분 오일마사지나 허브요법, 디톡스Detox, 해독요법 치료를 떠올리겠지만 본래 아유르베다의 치료법 중 90%는 양생이다.

이처럼 동양의학에서는 양생을 건강의 기본으로 여겼다. 자신의 몸과 마음을 배려하고 보살피는 것이 무엇보다 중요하며 그 과정에서 병의 진짜 원인을 찾을 수 있는 것이다. 그리고 그러한 마음가짐과 행동이 어느 사이엔가 병의 진행을 멈추거나 기적을 일으킬는지 모를 일이다.

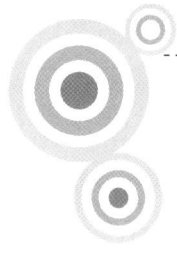
감사를 모르는 마음은
병을 악화시킨다

 자신의 생활을 돌아본 후에는 자신의 사고방식과 생활을 점검해보자. 그 사람이 어떤 식으로 사고하고 어떤 생활을 하느냐에 따라, 쉽사리 병에 걸리기도 하고, 병의 치유가 빠를 수 있으며, 수명에 많은 영향을 미치기도 한다.
 '설마 정말 그렇겠어?'라고 생각하는 사람도 있을지 모른다. 하지만 인간의 몸과 마음은 깊이 연결되어 있다. 감정이 움직이면 자율신경의 균형에 변화가 생기고 그것이 내분비계에 영향을 미친다. 내분비계에 변화가 생기면 면역기능과 대사기능에도 확실한 변화가 일어난다. 사고방식이나 마음가짐이 신체에 영향을 미친다는 것은 틀림없는 사실이다.

따라서 생활습관을 개선하거나 스트레스를 줄여도 증상에 큰 변화가 없을 때에는 자신의 사고방식과 삶 자체에 문제가 없는지 살펴봄이 옳다. 특히, 있는 그대로를 감사하지 못하는 사람이나 모든 책임을 다른 사람에게 돌리는 사람, 다른 사람을 전혀 생각하지 않고 제멋대로 행동하는 사람이나 주위의 말을 들으려 하지 않는 사람, 이런 사람은 중병에 걸리거나 병이 급격히 악화되는 것을 볼 수 있다.

폐암에 걸린 두 명의 환자를 살펴보자. 두 환자는 70세의 남성으로 암이 4기까지 진행된 상태까지 완전히 일치했지만, 내가 보았을 때 두 사람에게는 결정적인 차이가 있었다. 바로 아내를 대하는 태도였다. 한 명은 아내와 함께 진료실에 앉아 '통증으로 고통스러워하며 마지막을 맞고 싶지 않은데 어떻게 해야 할까요? 둘이서 남은 인생을 소중히 여기며 살고 싶습니다'라고 웃으며 말하는 온화한 사람이었다. 조용하게 마지막을 맞이하길 바라는 이 환자에게 나는 통증이나 고통을 완화하면서 경과를 지켜보는 완화치료를 제안했고 본인도 동의하여 적극적인 치료를 하지 않기로 했다. 그럼에도 이 환자는 부부 금실을 자랑하며 지금까지도 건강하게 살고 있다.

다른 한 명은 진찰 중 아내가 말하려 하자 '당신은 잠자코 있어!'라고 호통을 치는 것이었다. 그 태도가 마음에 걸려 잠시 환자가 자리를 비웠을 때 '항상 저런 식입니까?'라고 아내에게 물었더니 예상대로 그렇다는 답변이 돌아왔다. 순간 나도 모르게 이렇게 말했다.

"어쩌면 남편분의 폐암 원인은 그 태도에 있는 것인지도 모릅니다."

암이라는 질병은 주위 사람을 생각하지 않는 제멋대로의 사고방식 때문에도 악화될 수 있다. 병으로 고통 받는 사람에게 너무 심한 말일 수도 있지만 여태까지의 경험으로 미루어 나는 그렇게 생각한다. 그리고 병을 고치기 위해 옆에서 이렇게까지 성심껏 애쓰고 있는데 환자가 그에 대한 감사의 마음을 표현하지 않는 것, 오히려 아내에게 함부로 행동하는 것, 이러한 요인이 폐암의 근본적인 원인일 수 있다고 설명했다. 나의 말을 듣고 있던 아내는 고개를 천천히 끄덕이며 말했다.

"줄곧 그런 식이었습니다. 선생님께서 남편에게 말씀해 주셨으면 좋겠군요."

나는 다음 진료 시간에 환자에게 말했다.

"지난번 아내분이 말을 하려 하자 잠자코 있으라며 윽박지르셨죠? 하지만 아내분은 남편이 건강해지길 바라는 마음에 무언가 말하려 했을 겁니다. 그런 사람에게 잠자코 있으라고 말한 것이 심하다고 생각하지 않으십니까? 하고 싶은 말만 마음대로 하면서 다른 사람의 말은 가로막는 행동은 환자분의 건강을 위해서나 상대방을 위해서나 결코 바람직하지 않습니다. 사고방식을 조금 바꿔 보시는 게 좋지 않을까요? 부탁드립니다."

그리고 설사 마음에 들지는 않더라도 아내와 딸이 무언가 배려의 말을 하거나 본인에게 신경을 써 주면 '고맙다'라고 말해 보라는 부탁을 덧붙였다.

그 환자가 나에게 병의 원인을 물어보거나 치료해 달라고 부탁하지는 않았지만 그의 태도가 너무 심하여 지켜보고만 있을 수 없었다. 그로부터 10일 후 그 환자는 가족의 곁을 영원히 떠나고 말았다. 그의 아내는 내게 화를 내지 않았으며 다음과 같은 이야기를 들려주었다.

내가 환자에게 '고맙다'라는 말을 해보라고 부탁한 날, 그는 택시 안에서 혼잣말을 중얼거렸다고 한다. '빌어먹을 자식. 그런 말을 나보고 하란 말이야?'라고 말이다. 결국 '고맙다'라는 말은 한 번도 하지 않았지만 그날 이후 환자의 태도가 조금씩 바뀌었다고 한다. 그리고 부인은 다음과 같이 말했다.

"죽음을 맞이한 그의 얼굴은 무척이나 평온했습니다. 가족의 고마움을 분명 깨달았을 겁니다."

확인할 길은 없지만 한 번만이라도 '고맙다'라고 말했다면 결과가 달라지지는 않았을까? 같은 70세에 폐암 4기였던 한 사람은 아직도 생존해 있다. 이 두 사람의 차이는 어디서 오는 것일까? 한 번이라도 고맙다라고 했다면 분명 이야기가 다르게 전개되었을 거라는 생각을 지울 수가 없다. 진심으로 고맙다는 생각을 하지는 않더라도 입 밖에 내어 말하는 것만으로도 상대가 받아들이는 느낌이나 기분은 달라진다. '고맙다'는 말을 듣고 기분이 나쁠 사람은 없으므로 환자를 대하는 상대의 반응도 좋아지고 그 기운이 자율신경에 작용하여 내분비계, 면역계에 좋은 영향을 주게 되는 것이라 생각한다.

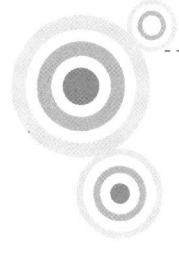

젊은 사람의 암은 대부분
'심리적 요인'이 원인이다

일반적으로 암을 생활습관병_{흡연·과식·과음·운동부족 등 잘못된 생활습관이 원인이 되어 당뇨병·고혈압·위장병·뇌졸중·암 등의 성인병이 발병한다고 하여 일컫는 말}이라고 하는데 꼭 그런 것은 아니다. 그 사람의 사고방식 자체가 암의 발병 원인이 되기도 하며, 특히 젊은 세대의 암은 대부분 심리적 문제에 기인한다고 볼 수 있다.

암은 유전자가 자외선이나 다이옥신, 바이러스에 의해 손상을 입어 발생하는 질병이다. 한편, 인간의 몸은 이러한 손상을 복원하는 자기치유력을 지니고 있으며 특히 30~40대는 회복력이 가장 왕성한 시기로 이때 암에 걸리는 사람은 많지 않다. 그러나 나이를 먹으면서 면역기능을 비롯한 자기치유력이 점차 저하되어 암세포가 발생하더라도 이를 제대로 복원하지 못하기 때문에 병에 걸리고 만다.

　장기이식 환자의 사례를 보아도 30~40대가 면역력이 가장 뛰어나다는 사실에는 변함이 없다. 장기이식을 한 환자에게는 이식한 장기가 체내에 잘 적응하도록 강한 면역억제제를 사용한다. 그에 따라 이식환자의 몸은 후천성 면역결핍증후군Acquired Immune Deficiency Syndrome, AIDS, 다시 말해 에이즈 환자와 같은 상태가 되어 감염 질환에 걸릴 위험이 커진다. 하지만 이식환자 중 40대까지는 면역을 강력히 억제해도 좀처럼 감염 질환에는 걸리지 않으며, 50대 이후의 환자에게서 발병률이 증가하는 것을 볼 수 있다.

　이같이 뛰어난 면역 능력이 있음에도 젊은 세대의 암 환자가 늘고 있는 것은 그들이 다양한 스트레스에 노출되어 있기 때문이다. 회사에서는 인간관계로부터 오는 스트레스를 견디며 장시간의 노동을 하고, 가정에서는 부모를 부양하는 문제나 자녀의 교육문제가 고민거리로 얹어진다. 다시 말해 마음을 편안히 가질 시간과 여유가 없는 것이다. 지나친 스트레스는 교감신경을 필요 이상으로 긴장시키므로 이런 상태가 계속되면 면역기능이 제 기능을 다하지 못하고 결국 암이 발병한다.

　다소 어려운 이야기이긴 하지만 암 발병의 의학적 메커니즘을 간단히 언급해 보면 다음과 같다. 교감신경이 활성화되면 신경 말단에서 아드레날린Adrenaline과 노르아드레날린Noradrenaline이 분비되고, 부교감신경이 활성화되면 아세틸콜린Acetylcholine이라는 물질이 분비된다.

이들은 모두 신경전달 물질로, 백혈구는 이들의 명령을 받아 활동한다. 백혈구는 몇 가지 종류가 있는데 그중 과립구의 수가 가장 많으며 다음이 림프구, 그리고 단핵구의 순서다.

과립구에는 교감신경 말단에서 나오는 아드레날린과 노르아드레날린의 수용체가 있으며 림프구에는 부교감신경의 말단에서 나오는 아세틸콜린의 수용체가 있다. 과립구는 몸 전체의 혈액 속을 순환하면서 체내에 들어온 세균이나 진균 등의 이물질을 제거하며, 림프구는 세균보다 작은 바이러스와 같은 이물질을 처리하는데, 모두 인간의 면역 시스템에 없어서는 안 될 존재이다.

하지만 과립구는 성숙 후 2~3일 만에 죽어 버리고 그때 활성산소를 방출한다. 활성산소는 산화력이 강하여 체내에 지나치게 많은 양이 축적되면 암이나 생활습관병, 노화 등의 원인이 된다. 물론 인간의 몸에는 활성산소를 분해하는 효소가 있다. 그러나 교감신경의 긴장이 계속되면 아드레날린과 노르아드레날린의 수용체인 과립구가 증가하고 그에 따라 활성산소도 급증하므로 충분한 분해가 이루어지지 못하게 된다. 그래서 결국 과잉 활성산소에 의해 유전자가 상처를 입어 암이 발생하는 것이다.

나는 의사 생활을 하며 30~40대 회사원이나 주부, 20대 여사원뿐 아니라 10대 학생 등 젊은 나이에 암에 걸린 환자들을 많이 접했다. 그들 대부분은 일과 직장에 불만을 가지고 있거나 남편의 바람기 혹은 재산 싸움 등의 가정 내 불화로 정신적인 스트레스를 받고 있었다.

젊은 사람의 암은 '마음에서 오는 병'이라 해도 지나치지 않을 것이다. 물론 진행되는 과정에서 병적인 증상이 겉으로 바로 나타나지는 않지만, 항시 스트레스를 받는 젊은이들 대부분이 자신도 모르게 자율신경의 균형이 깨져 암이라는 병을 키우게 된다.

말기 암의 한 여성 환자가 수명이 3개월밖에 남지 않았다는 선고를 받고 나의 클리닉을 찾았다. 그 여성은 결혼 직후부터 줄곧 시어머니의 호된 시집살이를 견뎌야 했다. 그러던 중 시어머니가 병으로 쓰러져 간호를 해야 하는 상황이 되었고, 그것을 도저히 받아들이기 힘든 그녀는 자신의 심정을 토로했다.

"그동안 시어머니에게 얼마나 지독한 시집살이를 살았는데 어째서 내가 그 시중을 들어야 하나요? 이런 생각이 들면 너무나 분해서 참을 수가 없어요."

그때 나와 함께 이야기를 듣고 있던 마사지 선생이 그녀에게 한마디를 건넸다.

"시어머니에게 '당신 모습 좀 보세요. 자업자득이네요'라고 말해 보는 게 어떨까요?"

그녀는 귀가하여 정말로 시어머니에게 그렇게 말했다. 그날 이후 그녀의 표정은 점점 밝아졌고 3개월밖에 살지 못한다고 진단받았음에도 불구하고 시어머니가 죽은 후 몇 년이 흐른 지금까지 건강하게 생활하고 있다. 암이 사라진 것은 아니지만 커지지도 작아지지도 않고 있다. 추정하건대, 암이 그 성질을 잃어버려 더 이상 그녀의 몸에 어떠한 해도 미치지 않게 된 것으로 보인다.

  병으로 쓰러진 시어머니에게 그런 심한 말을 한 것이 정말 잘한 일인지는 모르겠다. 하지만 적어도 그 한마디로 그녀의 마음은 시어머니의 주술에서 해방되어 자율신경의 균형을 되찾으면서 자기치유력을 발휘할 수 있게 된 것이 아닐까?

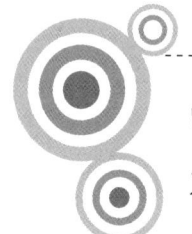
병의 원인을 깨닫고
치유할 수 있는 것은 자신뿐이다

나는 환자 자신이 병의 근본 원인을 깨닫고 생활습관이나 사고방식, 삶의 방식을 개선하지 않으면 병을 고칠 수 없다고 확신한다. 그래서 항상 다음 질문으로 진료를 시작한다.

"당신이 왜 병에 걸렸는지 짐작이 가는 원인이 있습니까?"

그리고 다음과 같이 진심으로 부탁한다.

"병에 걸린 원인은 반드시 자신에게 있으니 우선 그것을 열심히 생각하십시오. 그리고 원인이 무엇인지 깨닫고 자신을 개선한다면 틀림없이 병은 완치되거나 더 이상 악화되지 않을 것입니다."

환자 대부분은 이 말을 듣는 순간 당혹스러운 표정을 감추지 못한다. 환자는 자신의 증상에 관해 털어놓았을 때 그 자리에서 '이런 치료를 하면 좋아질 것입니다' 또는 '그렇다면 조금 검사를 해볼까요?'라고 제안하는 의사에게 익숙해져 있기 때문이다. 어째서 병에 걸렸는지 스스로 생각해 보라는 의사의 말을 듣고 놀라는 것은 당연하다.

원인을 찾으라는 말을 들으면 환자는 '원인 찾는 것을 이 선생이 도와줄까?'라는 기대를 한다. 그중에는 '의사니까 진짜 원인을 알고 있을 것이다'라는 표정으로 '선생님은 원인이 뭐라고 생각하십니까?'라고 되묻는 환자도 있는데 나는 그들에게 단호히 말한다.

"당신은 태어나서 지금까지 살아온 세월만큼 당신의 몸과 함께 생활하지 않았습니까? 때문에 자신의 어떤 부분이 잘못되었는지 그 누구보다 잘 아는 사람은 바로 당신이며 그다음으로 잘 이해하는 사람은 함께 생활해 온 가족일 겁니다. 의사인 저는 오늘 처음으로 당신을 만났고 당신에 관해 아는 바가 없습니다. 나에게 '어디가 나쁠까요?'라고 묻는 것은 바보 같은 질문이라고 생각지 않습니까?"

그리고 첫 진찰에서는 어떤 치료도 제공하지 않고 환자를 돌려보낸다. 그뿐 아니라 환자가 "다음 진료는 언제가 좋을까요?"라고 물어보면 나의 답은 한결같다.

"오지 않아도 좋습니다."

이런 대화를 나누다 보면 너무 매몰차다고 느끼는 환자도 있겠지만 환자가 자신 안에 있는 원인을 깨닫고 자신을 바꾸지 않으면 병은 낫지 않기에 어쩔 수 없다. 의사가 아무리 노력해도 고칠 수 없다. 결국 의사인 내가 해야 할 일은 임시방편적인 치료를 제공하는 것이 아니라 환자가 의식을 바꾸도록 도와주는 것, 병의 원인을 필사적으로 생각하게 하는 것이다.

이러한 이유로 처음 방문한 환자를 진찰할 때에는 약 한 시간 정도를 투자한다. '생각해 보십시오'라는 말만으로는 선뜻 이유가 떠오르지 않는 사람이 많기 때문이다. 자신이 겪고 있는 고통밖에 보지 못하는 환자에게 가족이나 성장 과정, 살아온 환경 등을 묻는 것이 언뜻 쓸데없는 질문만 하는 것으로 보일 수 있다. 그러나 대부분의 환자가 처음에는 의아스러운 표정을 짓다가도 문득 무언가 떠오르면 그 순간부터 병에 걸린 원인에 관해 열심히 생각하기 시작한다. 스스로 병을 치유하기 위해 필사적으로 원인을 찾는 것이다.

물론 나와 같은 의사를 달가워하지 않는 환자도 있다. '생각하라고 하는데 나로서는 잘 모르겠다, 그 의사는 도움이 안 된다'라며 다시는 클리닉을 찾지 않는다. 하지만 나는 지금의 진찰 스타일을 바꿀 생각은 조금도 없다. 처음 단계에서 환자가 자신을 바꾸지 않는 한 내가 아무리 환자를 보살펴도 병은 낫지 않기 때문이다.

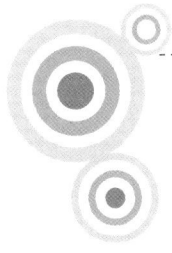
죽음을 각오하면
사고방식을 바꿀 수 있다

스스로 진지하게 병의 원인을 생각하고 그것을 깨닫는 것, 자신의 몸과 마음을 보살피고 사고방식과 삶의 방식을 바꾸기란 결코 쉬운 일이 아니다. 특히 사고방식과 삶의 방식은 그 사람 자체이므로 이것을 바꾸기 위해서는 지금까지의 자신을 부정하고 새로운 가치관을 받아들여야 함을 의미한다. 이것은 매우 어려운 일이다.

그렇다면 어떻게 해야 사고방식을 제대로 바꿀 수 있을까? 가장 확실한 방법은 죽음을 각오하는 것이다. 인간은 죽음을 각오했을 때 비로소 사고방식을 바꿀 수 있다. 예를 들어 '남자는 밖에서 일하면서 가족의 생계를 책임지면 된다'는 생각에 가정을 전혀 살피지 않았던 사람도 괴로운 투병 생활 속에서 가족의 사랑을 깨달을 수 있다.

마침내 자신에게 가장 소중한 존재는 바로 가족이란 사실을 깨닫고 가족을 배려하게 되는 것이다. '어차피 죽을 운명이라면 가족과 좋은 모습으로 이별하고 싶다, 후회 없는 죽음을 맞이하고 싶다'는 생각에 다음과 같이 마음먹을 수도 있다.

"어차피 앞으로 3개월밖에 살지 못하는데, 인생의 얼마 남지 않은 소중한 시간과 큰 비용을 치료에 써버리는 것은 헛된 일이다. 그 돈은 가족을 위해 남기고 이 세상에 남아 있는 3개월은 가족과 좋은 추억을 만들고 아름다운 죽음을 맞이하는 데 쓰자. 훗날 가족이 나와 함께 했던 추억을 회상하며 즐겁게 이야기한다면 그보다 행복한 일은 없을 것이다."

'사람이 그렇게 간단히 바뀔 수 있을까?'라고 생각할 수도 있다. 물론 처음부터 이런 생각을 하지는 않을 것이다. 그러나 누구든 삶이 얼마 남지 않으면 좋은 모습으로 죽음을 맞이하고 싶다는 바람을 갖게 된다. 앞으로 남은 시간이 3개월이라는 말을 들었을 때 이런 생각을 할지, 아니면 생을 마감하는 순간에 '좀 더 좋은 모습으로 죽음을 맞이했으면 좋았을 텐데'라고 생각할지는 정도의 차이일 뿐, 인간은 죽음을 각오하면 반드시 사고방식을 바꿀 수 있다.

그래서 나는 시한부 진단을 받고 온 환자에게 '죽은 후에 다른 사람이 발견하면 곤란할 만한 물건은 모두 버리는 것이 어떨까요? 멋지게 기억되고 싶다면 말입니다' 또는 '언젠가 태어날 손자에게 DVD를 남기는 것은 어떻겠습니까? 분명 할아버지의 모습을 추억하며 좋아 할 겁니다'라고 현실적인 권유를 한다.

　인간이라면 누구나 언젠가는 반드시 죽는다. 어차피 피할 수 없다면 즐겁고 행복한 기분으로 죽음을 맞이하는 게 어떻겠냐고 제안하는 것이다. 이런 제안을 받으면 조금 전까지만 해도 자신의 병에만 온 생각이 집중되었던 환자가 '그게 좋겠습니다'라며 앞으로 남은 3개월 동안 어떻게 죽음을 맞이할지, 가족에게 무엇을 남겨줄 것인지 열심히 생각하기 시작한다.

　그런데 이상하게도 이렇게 죽음을 각오하고 가족을 생각하게 되면 죽음은 멀어진다. 때로는 '선생님이 버리라고 해서 버렸는데 지금 필요해졌지 뭡니까?'라는 물음에 '아니, 본인이 3개월 후에 죽는다고 하지 않으셨습니까? 그래서 버리라고 말씀드렸을 뿐인데요'라는 대화를 나눌 때도 있다. 사고방식을 바꾸는 순간, 몸과 마음에서 변화가 일어나는 것이다.

　때때로 우리는 여러 명의 의사가 치료를 포기한 말기 암이 진행을 멈추거나 완전히 사라지는 믿지 못할 일을 접하기도 한다. 물론 모든 환자에게 이 같은 기적이 일어나는 것은 아니다. 병의 원인은 다양하므로 사고방식을 바꾸었더라도 증상에 아무런 변화가 없는 경우도 있을 수 있다.

　하지만 남은 시간을 이용해 자신이 바라는 마지막을 맞이한다면 평온하고 홀가분한 기분으로 이 세상을 떠날 수 있지 않을까? 그것은 매우 행복한 일이라 생각하는데 여러분의 생각은 어떠한가?

죽음을 각오함에 따라 '어떻게든 살고 싶다'에서 '어차피 피할 수 없는 것이라면 멋지게 죽음을 맞고 싶다'라고 생각을 전환하는 것. 행복한 마지막을 맞이하는 데 매우 중요한 사고방식이다.

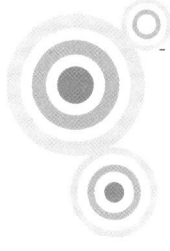

죽음을 받아들여
암을 극복하는 사람도 있다

인간은 어떠한 계기로 죽음을 각오하게 될까?

첫째는 치유하기 힘든 중병을 앓고 있는 경우를 들 수 있는데, 현실적으로 암이 가장 많을 것이다. 암은 환자로 하여금 죽음을 응시하게 한다.

어찌보면 당연한 현상일 수도 있지만 현대인 가운데 죽음에 대한 각오가 되어 있는 사람은 그리 많지 않다. 모두가 자신이 죽는 것은 상상도 하지 못한다. 인간은 언젠가는 죽는다는 사실을 100% 인지하고 있더라도 정작 본인이 지금 당장 중병에 걸려 죽을 수 있다는 생각은 꿈에도 하지 않는다.

가벼운 병에 걸렸을 때 '이 상태로 병이 악화되면 죽을 수도 있다'

라고 생각하는 사람은 거의 없다. 모두가 '나는 괜찮을 것이다'라는 안일한 생각을 전제로 식사요법이나 운동요법을 게을리하여 쉽게 나을 수 있는 병도 점점 악화시키기 일쑤다. 증상이 악화되어도 그것을 깨닫는 사람은 매우 드물다.

그리고 죽을지도 모른다는 생각을 한 번도 안 해본 상황에서 생명을 위협하는 병, 암에 걸렸을 때에는 이미 손을 쓰기 어려울 정도로 늦은 경우가 적지 않다. 그래서 자신의 생명이 얼마 남지 않았다는 의사의 말을 쉽게 받아들이지 못한다. 오로지 '수술을 하면 나을까? 전이는 되지 않았겠지? 치료는 고통스럽지 않을까?'라는 불안만이 머릿속을 가득 채울 뿐이다. '어째서 나에게 이런 일이 생긴 거지? 너무해! 억울해!'라는 원망과 함께 자신이 세상에서 가장 불행한 사람이라는 비관에 빠져, 걱정하는 가족이나 친구의 사랑과 배려를 깨닫지 못한다. '한 달, 아니 하루라도 더 살고 싶다. 빨리 무슨 방법을 찾아야 한다'라며 종합 병원을 전전하고 돈은 얼마가 들어도 상관없으니 가능한 모든 치료를 받고 싶다며 의사에게 매달린다.

이런 사람이 죽음을 각오하고 사고방식을 바꿀 수 있는 가장 좋은 방법은 죽음에 대한 시각을 바꾸는 것이다. 인간은 누구나 반드시 죽기 때문에 지금 생이 끝난다고 하더라도 어쩔 수가 없다는 마음가짐으로 자세를 바꾸면 죽음을 받아들일 수 있다.

한 예로 죽음을 받아들이고 유방암을 극복한 여성이 있다. 당시 배우였던 그녀는 유방암이라는 선고를 받았을 때 화학요법, 다시 말해 항암치료를 받으며 암을 극복하려고 결심했었다. 하지만 이미 널리 알려졌듯이 화학요법은 강한 부작용이 따르는 치료법으로 그녀도 예외는 아니었다. 10개월간 심한 부작용으로 고통 받던 그녀는 어느 한 순간 치료를 중단하였고, 그후 암을 극복해냈다. 그녀에게 나는 다음과 같은 질문을 했다.

"화학요법을 과감하게 중단했는데 암이 악화되지 않을까, 두렵지 않았습니까?"

그녀의 대답은 간단 명료했다.

"죽음을 받아들이자 갑자기 치료를 중단할 용기가 생겼습니다."

죽어도 어쩔 수 없다, 순리를 따르자고 생각하니 화학요법을 그만두는 것이 두렵지 않았다고 한다. 그리고 놀랍게도 암을 극복할 수 있었다. 지금 그녀는 암을 극복한 후 최면요법사(Hypnotherapist)로서 새로운 세계에서 활동하고 있다.

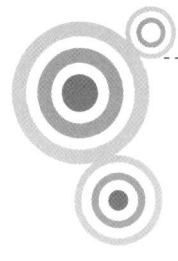

병을 '기회'로 생각하자

죽음을 받아들이고 암을 극복한 사람들은 하나같이 이렇게 말한다. "암에 걸려 다행이었다."

죽음을 각오하고 자신에게 가장 소중한 것을 깨달은 사람만이 할 수 있는 의미심장한 말이다. 그리고 바로 이것이 사고방식을 바꾸는 힌트이다. 병에 걸렸을 때 보통 사람은 '운이 나빴다'라고 생각한다. 하지만 그때 '병에 걸려 다행이다. 병은 삶을 바꾸는 기회다'라고 생각해 보는 것은 어떨까?

병을 기회라고 생각하면 많은 것을 깨닫게 된다. 예컨대 지금까지 혹사시키기만 했던 자신의 몸을 돌볼 수 있는 여유로 받아들여 자신의 생활습관을 돌아볼 수 있다. 잠을 충분히 자고 업무량을 조절하며,

식생활을 개선하고 몸을 따뜻하게 하는 등 지금까지 혹사시키기만 했던 몸을 치유하는 방법을 실현할 수 있다.

병을 자신의 사고방식을 바꾸는 기회라고 생각한다면 삶을 반성할 수도 있다. 자신을 지지해주는 가족의 존재, 지금까지 제대로 눈길조차 준 적이 없는 자연의 아름다움과 경이로움을 느끼게 되면 이렇게 멋진 환경 속에서 살아온 것에 감사하는 마음이 생긴다. 죽음과 마주할 수 있는 기회. 다시 말해 어떤 식으로 죽음을 맞이하고 싶은지, 남은 인생을 어떻게 살 것인지 등을 생각하는 계기가 된다.

이렇게 많은 생각을 하는 사이 자신의 진짜 문제를 깨닫게 되고 그 깨달음을 통해 자신을 바로잡게 된다면 몸도 마음도 참된 건강을 되찾을 수 있다. 그리고 이보다 더 멋진 일은 없을 것이다.

이렇게 생각하면 '암에 걸려 다행이다'라는 말을 좀 더 이해할 수 있을 것이다. 어쩌면 병은 삶을 대하는 인간의 태도에 경종을 울리는 구세주가 아닐까?

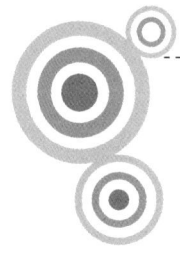
자녀의 존재가
사고방식을 변화시킨다

사고방식이나 삶을 바꾸는 또 하나의 계기가 바로 자녀이다. 부모가 자식을 생각하는 마음만큼 강한 것은 없으며 육아에는 휴일도 없다. 아이를 위해 건강을 챙겨야겠다고 생각하면 자연히 사고방식이나 삶이 변할 수밖에 없다.

나도 아이의 탄생을 계기로 스스로를 변화시킨 사람 중 하나다. 아내의 임신을 계기로, 가장 먼저 스포츠나 음악 등 나만의 취미를 모두 그만두었다. 임신 중인 아내와 함께 즐기지 못하는데 혼자서 취미를 즐기거나 놀러 가는 것은 규칙위반이라고 생각했다. 아이가 태어난 후에도 규칙은 변하지 않았다. 그렇지 않아도 육아는 엄마에게 부담이 되는데 아내는 의사 일을 계속하면서도 육아를 담당해야 했기 때문에 같은 의사인 내가 여가를 위해 나만의 시간을 낸다는 것은 아무리 생각해도 옳지 않았다. 놀 시간이 있다면 집에서 보내자, 조금이라도 육아의 부담을 줄여주자고 다짐했고 지금도 그 규칙을 지키고 있다.

아이가 태어난 후 변한 것 중의 하나로 생활패턴이 저녁 위주의 생활에서 아침형 생활로 바뀐 것을 들 수 있는데, 그 이유는 두 가지이다. 첫 번째는 밤에 일을 할 수 없게 된 것이다. 아이를 재우려고 잠자리에 들었다가 그대로 아침까지 함께 자는 날이 많아지면서 집에서 일할 시간이 없어졌다. 두 번째는 아이들과 보내는 시간을 확보하기 위해서이다. 내가 일을 마치고 돌아오면 아이들은 이미 잠든 시간이므로 밤늦게까지 일을 하고 아침에 서둘러 집을 나오다 보면 아이들과 함께할 시간이 전혀 없었다. 그래서 새벽 3시에 일어나 일을 시작하여 아이들이 깨어나면 일을 그만두고 함께 시간을 보내기로 했다.

부부 단둘이 적당히 시간을 보내며 지냈다면 이런 생활을 지속하기 어려웠을 것이다. 하지만 아이를 생각하는 마음이 있으면 생활습관을 180도 바꾸는 것도 불가능한 일은 아니다.

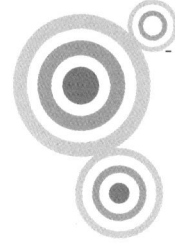
병을 고치기 위해
애쓰지 마라

　병의 원인이 되는 자신의 잘못을 깨닫고 그것을 바로잡지 않으면 병을 고칠 수 없다고 나는 확신한다.

　처음부터 자신을 완벽하게 바꾸는 것은 쉽지 않으므로 할 수 있는 작은 일부터 시작하는 것이 바람직하다. 해내겠다는 마음은 중요하지만 불가능한 일부터 무턱대고 하려다 보면 처음부터 무리가 뒤따르기 때문이다. 예컨대 밤에 일해야 하는 직업을 가진 사람에게 '밤에는 잠을 자야 합니다'라고 말해도 실행으로 옮길 수 없다. 본인도 밤에는 잠을 자는 것이 건강에 좋다는 사실을 정확히 알고 있지만 그렇다고 일을 그만둘 수도 없는 문제다.

　그러므로 원인을 생각해 보길 권유했던 환자로부터 "아마도 이것이 원인인 것 같습니다"라는 대답을 들으면 다음과 같이 묻는다.

"그것은 바꿀 수 있습니까?"

그리고 바꿀 수 있다고 답하는 환자에게는 확인하다.

"언제부터 바꿀 수 있습니까?"

환자가 오늘 밤부터 하겠다고 답하면 실행한 후에 그 성과를 알려 달라고 말한 후 환자를 진찰실에서 내보낸다. 스스로 할 수 있는 것부터 바꾸기 시작한 환자에게는 좋은 변화가 찾아온다. 예컨대 몸을 따뜻하게 하라는 나의 조언에 따라 꾸준히 몸을 따뜻하게 한 환자 대부분은 숙면을 취할 수 있게 되거나 식사를 즐기게 되고 컨디션이 좋아졌다고 보고한다. 그것도 아주 밝은 얼굴로 말이다.

사고방식을 바꿀 때도 마찬가지다. 도저히 사고방식을 바꿀 만한 계기가 없을 때에는 주변 사람을 대하는 태도에 조금씩 변화를 준다. 설사 감사의 마음이 없어도 '고맙습니다'라고 소리 내어 말해보는 것이다. 그러면 상대는 기분이 좋아져 점차 당신에게 상냥하게 말을 걸거나 배려를 보여줄 것이다. 그러다 보면 굳게 닫혀 있던 마음이 조금씩 열리고 상대에게 진심으로 감사할 수 있게 될지 모른다.

갑자기 본질적인 원인을 밝히려 애쓸 필요는 없다. 병이 호전되는 방향으로 돌아서지 않더라도 몸과 마음을 주의깊게 보살피면 몸 상태가 조금씩 좋아지고 그러면 기분도 좋아져 점점 변화가 일어난다. 몸 상태가 좋아진 것에 감사하는 마음을 가지면 심신은 더욱 긍정적으로 반응하여 병에도 좋은 변화가 생길 수 있다.

할 수 있는 일부터 바꾸어 나가면 반드시 좋은 사이클이 생긴다. 지나치게 애쓰지 말자. 병을 고치기 위해 이것저것 닥치는 대로 시도해서는 안 된다. 이것은 안 되고 저것은 꼭 지켜야 한다 등 너무 많은 규제를 만들어 놓으면 몸과 마음이 항시 긴장 상태에 놓이게 되므로 오히려 스트레스가 될 수 있다.

완벽을 꾀하기보다는 자신이 할 수 있는 일부터 확실히 바꾸어 나가는 것이 중요하다. 예컨대 나는 영양이 부실해지기 쉽다는 것을 알면서도 외식이 잦은 생활을 갑자기 바꿀 수가 없어 보완책으로 건강보조식품을 복용한다. 환자에게는 생활습관이 중요하며 자신의 나쁜 부분을 개선하자고 말하면서 정작 나는 결핍되기 쉬운 영양소를 멀티비타민으로 보충하고 홍국균메주 곰팡이으로 저밀도 지단백 콜레스테롤Low density lipoprotein cholesterol의 수치를 내리거나 프로바이오틱스Probiotics, 장내 건강에 유익한 영향을 미치는 균 또는 그러한 유산균 제품로 장내 유익균을 늘리는 등 건강보조식품으로 병을 예방하고 있다. 조금 이상하다고 생각하겠지만 이것이 지금 내가 할 수 있는 범위의 일이다.

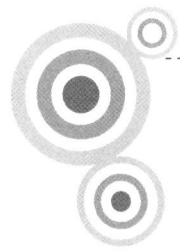

'빚'으로 느끼는 것을 바꾸자

'할 수 있는 일부터 바꾸어 보자'라는 결심이 섰을 때 어떤 것을 바꾸면 좋을지 몇 가지 힌트를 소개한다. 물론 병의 원인이 전혀 다른 곳에 있는 사람도 있기 때문에 이 힌트가 모든 사람에게 공통적으로 효과가 있는 것은 아님을 밝혀둔다.

우선 자신이 '빚으로 느끼는 일'부터 바꾸는 것이 요령이다. 아침 시간에 일찍 일어나지 못하는 것을 마음속에서 늘 '빚'으로 여긴다면 아침형 생활패턴으로 바꾸면 되고, 운동을 하지 않는 것이 마음에 걸린다면 적절한 운동을 실천하면 된다. 마음에 있는 빚에서 해방되면 몸과 마음에 좋은 영향을 미치고 결과적으로 건강해진다.

저녁형 생활에서 아침형 생활로

한방의학에서는 인간의 몸은 밤 10시부터 회복기능이 작용한다고 본다. 멜라토닌과 성장호르몬 등 다양한 호르몬의 분비가 가장 왕성한 밤 10시부터 새벽 2시까지는 수면을 취하는 것이 바람직하다.

멜라토닌Melatonin은 활성산소를 중화하고 산화로 인해 세포가 상처 입는 것을 예방하는 항산화 호르몬으로, 노화방지와 항암작용을 한다. 한편 성장호르몬은 뼈와 근육의 성장을 도울 뿐만 아니라 대사를 촉진하는 작용을 한다. 다시 말해 이 두 호르몬의 작용으로 몸에 필요한 것은 생성하고 나쁜 것은 없애는 몸의 회복기능이 원활히 활동하게 된다. 멜라토닌은 캄캄한 밤에 분비가 촉진되고 성장호르몬은 수면을 취하는 한밤중에 주로 분비된다. 즉, 밤 시간에 수면을 충분히 취하지 않으면 호르몬이 제대로 분비되지 않아 회복기능이 충분히 작용하지 못한다는 말이다.

자율신경의 측면에서 보아도 밤에 수면을 취하는 것은 중요하다. 한밤중에 깨어 있으면 그 시간에 활성화되어야 할 부교감신경 대신 교감신경이 우위가 되어 자율신경의 균형이 깨진다. 자율신경의 균형이 깨지면 몸과 마음에 나쁜 영향이 미치는 것은 말할 필요도 없다.

인간은 본디부터 해가 뜨면 일어나고 해가 지면 잠자리에 드는 생활을 해왔기 때문에 인간의 생체시계는 자연의 리듬에 맞추어져 있다. 나 역시 같은 시간을 자더라도 자정이 넘도록 깨어 있다가 아침에 늦잠을 잔 날은 오래도록 피곤을 느낀다.

건강을 유지하기 위해서는 인간 본래의 생체시계에 맞는 생활을 하는 것이 중요하다. 몸 상태가 조금 걱정되는 사람은 자정 전, 실제로 병이 있는 사람은 10시 전에 잠자리에 들자.

일정한 시간에 일어난다

우울증과 불면증이 있는 사람은 정해진 시간에 일어날 것을 권한다. 좀처럼 잠들지 못하다가 간신히 잠이 들고, 한번 자면 좀처럼 일어나지 못하는 악순환에 빠져 있지는 않나? 아침에 계속 자는 것을 어쩔 수 없는 일이라며 내버려 두어서는 안 된다. 설사 새벽녘까지 잠들지 못했다 하더라도 '○시까지는 일어난다'라고 정하고 그것을 지키자.

매일 같은 시간에 일어나면 체내 호르몬 환경이 안정된다. 그리고 이른 아침에 일어나 아침 햇살을 받으면 세로토닌Serotonin의 합성이 이루어진다. 세로토닌은 트립토판Tryptophan, 아미노산의 일종으로부터 생성되는 신경전달물질로서 인간의 정신활동에 큰 영향을 미친다. 우울증과 신경증정신적인 원인으로 신체와 정신에 이상 증상을 일으키는 질병 등의 정신 질환에 관계한다. 그래서 세로토닌이 부족하면 우울증, 불안증 등의 증상이 유발된다.

아침 햇살이 아니더라도 빛이 2,500룩스Lux 이상이면 세로토닌의 합성을 촉진할 수 있지만 한낮의 태양광은 자외선이 강하여 피부에 손상을 줄 수 있고, 아무리 밝은 사무실도 400룩스 정도이므로 실내 등의 빛이 2,500룩스가 되는 것은 거의 불가능하다. 결국 세로토닌의 합성에는 아침 햇살이 가장 좋다는 이야기다.

게다가 아침은 자연에 존재하는 모든 생명체가 잠에서 깨어나는 시간이며 자연의 에너지가 가장 넘치는 순간으로, 이때 아침 햇살을 받으며 산책을 한다면 기분이 매우 상쾌해질 것이다. 자신도 모르는 사이 자연의 에너지를 받아들이기 때문이다.

이렇듯 아침 일찍 일어나 규칙적으로 생활하는 것은 몸과 마음 모두에 좋은 영향을 준다.

균형 잡힌 식생활을 하자

무엇보다도 식생활의 균형을 유지하는 것이 중요하다. 부족한 것은 보충하고 넘치는 것은 덜어내는 것이 균형의 기본이다. 가끔 TV 프로그램에서 소개한 건강식품만 먹거나 원 푸드 다이어트One food diet에 몰두하는 사람을 보게 되는데 아무리 건강에 좋은 식품이라도 정도가 지나치면 영양소나 기氣의 균형을 무너뜨린다.

게다가 자연 속에 있는 거의 모든 식물은 나름의 '독'을 지니고 있다. 다른 종의 생물에게 먹히지 않기 위해 스스로를 지키는 수단인 것이다. 예컨대 우유에는 동양인이 분해하기 어려운 유당이 함유되어 있으며, 식물 중의 일부는 새나 벌레에게 먹히지 않기 위해 소량의 독을 지니고 있기도 하다.

먹이사슬의 정점에 있는 동물에게는 다른 동물의 독이 집중된다고 볼 수 있다. 예컨대 생선 가운데 먹이사슬의 정점에 가까운 참치는 작은 물고기를 대량으로 섭취하기 때문에 다른 물고기에 비해 수은을 많이 함유하고 있다. 그리고 참치를 많이 먹는 사람이 그렇지 않은 사람에 비해 체내 수은량이 많다.

아무리 우유나 물고기가 건강에 좋다고 해도 그것 하나만 편중해서 먹는다면 독이 체내에 축적되어 나쁜 영향을 미치게 된다. 하루 30종류의 음식 섭취가 이상적이라고 하는데 독이 집중되는 것을 피하는 의미에서도 효과적인 지침이다. 다양한 음식을 조금씩 먹으면 독은 분산되고 개별적인 독의 양은 미량에 그치게 된다. 미량의 독이라면 간단히 체외로 배출할 수 있고 그로 인한 병을 사전에 막을 수 있다.

병에 걸리지 않는 몸을 만들고 싶다면 균형 잡힌 식생활을 실천하자.

모든 사람에게 통용되는 절대적인 건강법은 없다

세상에는 많은 건강법이 있지만 모든 사람에게 적용할 수 있는 건강법은 존재하지 않는다.

일반적으로 '아침식사는 반드시 먹어야 한다'라고 당연하게 여긴다. 뇌의 에너지원이 포도당이므로 아침식사를 거르면 뇌가 활동하지 않는다는 것이 정설이다. 하지만 그것에 반대하는 의견도 있다. 아침식사 시간은 전날 먹은 저녁식사의 배설 활동이 가장 활발할 때이므로 그 시간에 음식을 먹어서는 안 된다는 것이다. 아침식사를 하면 소화

흡수를 위해 위나 소장으로 혈액이 집중되어 저녁식사의 배설 처리가 충분히 이루어지지 않게 되고 그 결과 체내에 영양분과 노폐물이 지나치게 쌓여 몸에 부담을 준다. 그렇기 때문에 아침식사를 거르는 것이 건강에 좋다는 이론이다. 뇌의 에너지원은 포도당뿐 아니라 케톤체_{Ketone body, 지방산의 대사산물로 아세토아세트산, β-히드록시부티르산, 아세톤 3종 화합물을 총칭}라는 물질도 있다는 점 또한 이 이론을 뒷받침한다.

아침식사를 하는 것이 좋은지, 거르는 것이 좋은지는 사람마다 다르다. 예컨대 나 역시 아침식사를 하지 않는다. 아침식사를 거르는 것이 좋다는 말은 아니지만 하루 2식은 어려서부터의 습관이어서 무리하게 아침식사를 하면 오랫동안 유지해 오던 나만의 균형이 깨지게 된다. 반대로 매일 3식을 하던 사람이 갑자기 2식으로 줄이면 살이 찔 수도 있다. 식사와 식사 사이에 공백이 너무 길면 우리 몸은 음식이 들어왔을 때 최대한 에너지를 축적해 두려 하기 때문이다.

요컨대 어느 특정 습관이 우리 신체를 상하게 한다는 확신이 있지 않은 한 오랜 시간 형성된 습관을 갑작스럽게 전혀 다른 방향으로 바꾸는 것은 좋지 않다.

지구에는 70억에 달하는 사람이 살고 있으며 개개인이 저마다 다르다. 모든 사람에게 동일하게 적용되는 건강법은 없으며 자신에게 적합한 방법은 자신의 몸이 가장 잘 알고 있다. 실제로 실행해 봤을 때 몸 상태가 개선되고 건강에 도움이 된다고 느껴지는 건강법을 꾸준히 실천하면 되는 것이다.

제3장

'자기치유력'으로 건강해진다

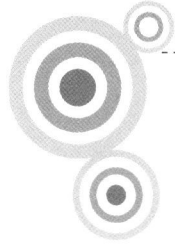
당신의 몸은 단 1초 사이에도 변화하고 있다

건강이란 항상성Homeostasis이 유지되는 상태라는 말을 들어본 적이 있을 것이다. 항상성이란 인간이 환경의 변화에 대응해 자신의 몸을 일정한 상태로 유지하려는 성질로, 자동정상화장치라고도 한다.

인간의 몸은 항상성을 갖추고 있어 체내에 이상이 생기면 그것을 원래 상태로 회복하려는 반응을 보인다. 원래 인간은 누구나 스스로 치유할 수 있는 힘을 지니고 있으며, 이 힘을 '자기치유력'이라 한다. 그렇다면 자기치유력이 작용하여 항상성이 유지될 때 우리 몸에서는 어떤 일이 일어날까?

인간의 몸은 항상 외부환경으로부터 다양한 영향을 받고 있다. 그 중에서도 특히 큰 영향을 미치는 요인으로 자외선, 다이옥신과 같은 화학물질, 그리고 바이러스를 들 수 있는데 이 요인들은 매일 인간의 유전자를 손상시키고 결국 유전자 이상을 일으킨다.

유전자 이상은 유전자 해독에 큰 영향을 미치기도 한다. 예컨대 태아의 성장에는 암 유전자가 관련되어 있다. 눈에 보이지 않을 만큼 작은 수정란을 단 9개월 만에 3kg에 달하는 태아로 성장시킬 수 있는 것은 암 세포의 엄청난 증식력 때문이다.

다시 말해 인간은 선천적으로 암 유전자를 지니고 있는 것이다. 수정란의 성장과 분화에 관여한 암 유전자는 태아가 태어난 후에는 활동을 멈춘다. 이 말은 유전자 속 드러나지 않는 위치에 숨어 평소에는 그 존재를 감추고 있다는 뜻이다. 하지만 자외선에 오랫동안 노출되거나 다이옥신과 같은 화학물질의 체내 유입, 또는 유해 바이러스가 침입하면 유전자는 손상을 입는다. 그 결과 모습을 감추고 있던 암 유전자가 표면으로 드러나 암이 발생하는 것이다.

이처럼 유전자에 이상이 생기면 암을 초래할 수가 있다. 물론 세포 내부에서는 유전자의 회복기능이 활발히 일어나고 있어 대부분의 유전자 이상은 짧은 시간 내에 정상으로 돌아간다. 그러나 하루에 세포 한 개당 한 곳의 유전자 이상은 미처 회복이 되지 못한 채 이상단백질을 만든다. 인간의 몸은 60조 개의 세포로 이루어져 있으므로 매일 약 60조 개에 달하는 이상단백질이 발생하지만 이러한 이상단백질은 면역반응이나 대사로 제거되고 있다.

요컨대 인체의 항상성은 유전자의 회복기능이나 면역, 대사기능이 쉬지 않고 일한 결과 유지되는 것이다.

　항상성이라고 하면 정적이고 안정적인 것으로 생각할 수 있지만 인간의 몸은 결코 정적이지 않다. 세포는 늘 새로 만들어지고 변화하며, 분비물도 변화한다. 어떤 것은 소멸하고 어떤 것은 새롭게 만들어진다. 인간의 몸은 겉으로 보았을 때 형태는 같지만 10분 전과 10분 후의 몸은 완전히 다르다. 아니, 인간의 몸은 1초 단위로 변화하고 있다. 이처럼 인간의 몸은 매우 역동적이라 할 수 있다.

　늘 다양한 생체 반응과 면역 반응을 보이며 자신의 몸을 일정하게 유지하는 시스템을 평형역동성Homeodynamics이라 한다. 원래 인간은 누구나 이 멋진 시스템을 지니고 있다. 건강하다는 말은 바로 이 평형역동성이 유지된다는 것이 아닐까?

　평형역동성을 유지하는 것이 건강이라면 질병은 평형역동성을 유지하지 못하는 상태라고 말할 수 있을 것이다. 그리고 평형역동성의 유지를 방해하는 요인이 곧 질병의 원인이라 생각한다. 과도한 자외선 노출이나 다이옥신, 유전자를 대량 파괴하는 바이러스, 약, 스트레스 등 우리 주변은 평형역동성을 방해하는 요인으로 가득하다. 지구에서 살아가려면 이것은 피할 수 없을 것이다. 아무리 노력해도 이런 요인을 모두 제거할 수는 없다.

　예컨대 냉기도 평형역동성의 유지를 방해한다. 몸이 차면 유전자의 회복기능이 충분히 발휘되지 못한다. 회복 속도가 느려지고 한 세포당 한 곳 정도에만 보여야 할 유전자 이상이 두 곳으로 늘어나게 된다. 결국 몸 전체적으로는 120조 개의 유전자 이상이 생기고 그 결과 120조나 되는 이상단백질이 만들어진다.

 이상단백질이 평소의 배가 되어도 면역이나 대사에서 그것을 제거할 수 있다면 문제될 것은 없다. 그러나 냉기는 면역과 대사의 힘까지도 저하시킨다. 면역반응이나 대사 속도가 떨어지면 이상단백질이 다 제거되지 못하고 남게 되는데 만일 이것이 암 유전자의 단백질이라면 결국 암으로 발전하게 되는 것이다.

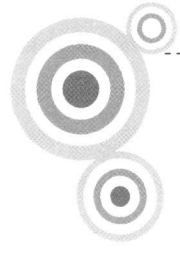

면역력만 강화해서는
자기치유력이 향상되지 않는다

 자기치유력이란 특별한 외적 치료 없이도 자연스럽게 병을 치유하는 힘이다. 자연치유력과 같은 의미지만, 나는 '병은 자신이 고칠 수 있다'는 의미를 담아 자기치유력이란 말을 사용한다.
 많은 사람이 '자기치유력 = 면역력'으로 생각하는 경향이 있는데 면역력만 강화한다고 자기치유력이 향상되지는 않는다. 면역, 대사, 내분비계, 자율신경, 그리고 정신 이 모두가 유기적으로 체내 환경을 구성하고 있으므로 일부만 강화해서는 해결되지 않는다. 몸과 마음이 모두 균형을 이루어야 자연스럽게 병이 치유되는 것이다.
 예를 들어 냉기는 대사를 촉진해야 치유할 수 있는 병이기 때문에 면역력만 강화한다고 낫지 않는다. 그리고 자율신경 실조증^{Autonomic}

dysfunction, 신체의 항상성을 유지하는 자율신경계의 조절이 제대로 이루어지지 않는 증상도 면역력을 강화하는 것만으로는 치료가 어렵다. 이렇듯 전체적인 균형이 중요함에도 불구하고 면역력만을 주목하는 까닭은, 오늘날의 의료가 병을 암이나 감염 질환으로 특화하여 생각하기 때문이다.

자기치유력은 평형역동성을 유지하고 건강한 심신을 돌보는 데 반드시 필요한 힘이다. 그런데 최근에는 이러한 자기치유력이 제 기능을 하지 못하는 사람이 늘고 있다. 인간은 원래 사계절의 온도 변화에 대응하는 힘을 지니고 있어서, 추우면 체내에서 열을 생산하고 더우면 땀을 흘려 열을 발산함으로써 주변의 온도 변화에 견딜 수 있는 능력이 있다. 그런데 현대에 이르러 에어컨이나 난방기구가 보급되면서 인간의 몸은 온도 변화에 대응할 필요성이 줄어들게 되었고, 그 결과 인간이 원래 지니고 있어야 할 체온 조절 능력을 상실하여 더위와 추위를 견딜 수 없게 되었다.

이것은 체온 조절에 국한된 이야기가 아니다. 현대인은 아주 작은 스트레스에도 대처할 수 없게 되었는데 바로 그 때문에 병에 걸리는 것이다.

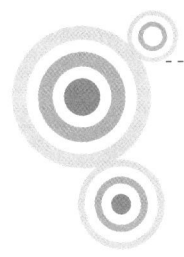

적절한 스트레스가 자기치유력을 높인다

스트레스라고 하면 무엇이 떠오르는가? 많은 사람은 정신적인 스트레스를 떠올려 나쁜 이미지를 상상할지도 모른다.

스트레스는 '물질이 바르지 못한 긴장 상태'를 의미하며, 의학적으로 보면 어떤 자극이 심신에 가해졌을 때 그 심신에 생기는 부정적인 상태를 말한다. 그 원인인 자극을 스트레스 요인Stressor이라고 하는데 일반적으로 이를 스트레스라 표현한다. 다시 말해 몸이 외부로부터 받는 힘과 자극을 모두 스트레스라 부를 수 있으며, 정신적인 충격은 물론 추위나 더위, 통증, 습도 등도 모두 스트레스에 포함된다.

그러나 이 같은 스트레스는 무조건 나쁜 것이 아니며 평소 적절한 스트레스는 자기치유력에 긍정적으로 작용한다. 인간의 몸은 스트레스를 받으면 부신피질에서 스테로이드 호르몬을 분비한다. 스테로이드 호르몬은 항스트레스 호르몬으로 혈압이나 당뇨 수치를 상승시키거나 스트레스에 대항한다. 그리고 평소에 적절한 스트레스를 받으면 부신피질은 언제든 스테로이드 호르몬을 분비할 수 있는 상태를 유지하게 된다.

하지만 스트레스를 전혀 받지 않는 상태가 계속되면 부신피질의 준비태세가 느슨해지고 이 상태에서 갑자기 강한 스트레스를 받으면 스테로이드 호르몬을 충분히 분비하지 못한다. 바로 자기치유력이 저하된 상태라 할 수 있다.

최근 천식이나 알레르기성 질환으로 고통 받는 사람이 늘고 있는데 이것 역시 부신피질이 스테로이드 호르몬을 분비할 태세가 충분히 갖춰져 있지 않은 것이 원인이다. 천식이나 알레르기성 질환이 유발되려고 할 때 부신피질에서 스테로이드 호르몬을 분비하여 자기치유력을 발휘하면 병은 사전에 예방할 수 있다. 결국 호르몬이 부족하면 자기치유력이 제 기능을 발휘하지 못해 병에 걸리게 되는 것이다.

이른바 적절한 스트레스는 인간이 자기치유력을 유지하기 위해 반드시 필요한 요소임에도 불구하고, 현대 문명이 주는 쾌적함과 맞바꾼 대가로 적절한 스트레스를 빼앗겨 버린 결과를 낳은 것이다. 에어컨 설비는 체온 조절의 기능을 저하시켰고 균이 사라진 청결한 환경은 면역기능을 저하시켰다.

2천여 년 전 히포크라테스Hippocrates, 기원전 460~377는 다음과 같이 말했다.

"인간은 자연에서 멀어질수록 병에 가까워진다."

그의 말 그대로다. 지나치게 고도화된 문명은 인간에게서 자기치유력을 빼앗고 병들게 만들었다.

그러므로 적절한 스트레스가 주어지는 환경에서 생활하며 자기치유력을 단련해야 한다. 이때 조심해야 할 것은 갑자기 큰 스트레스에 노출되지 않도록 해야 한다는 점이다. 우선 몸을 따뜻하게 하고 부신피질 호르몬을 합성할 수 있는 체내 환경을 갖추고 난 다음 자신의 몸 상태에 맞는 스트레스를 받아들여야 한다.

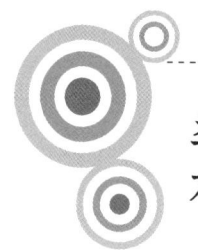
최근에 젊은 사람이 연애를 못하는 것은 자기치유력 저하가 원인이다

한 환자로부터 흥미로운 이야기를 들었다. 최근 연애를 하는 젊은이가 줄고 있다는 것인데 이상한 이야기라고 여겨 조사해 보니 이탈리아 사람이 쓴 논문에 꽤 재미있는 견해가 실려 있었다.

인간은 연애를 하면 뇌 내 세로토닌이 패닉장애_{불안장애} 수준까지 극도로 감소하는 한편, 항스트레스 호르몬인 스테로이드 호르몬의 혈중 농도는 급격히 상승한다. 말하자면 인간에게 연애는 스트레스라는 것이다. 그런데 현대의 젊은이들은 성장기에 스트레스를 거의 받지 않고 자라기 때문에 부신피질이 호르몬을 분비할 태세를 제대로 갖추고 있지 못하다. 그래서 연애를 하면서 스트레스를 받아도 스테로이드 호르몬이 분비되지 않는 것이다.

이런 젊은이가 연애를 하면 어떻게 될까?

스테로이드 호르몬이 분비되지 않는 상태에서 세로토닌이 극도로 감소하면 실제로 패닉장애를 겪게 되므로 연애라는 스트레스를 무의식적으로 피하게 된다. 자신의 몸을 지키기 위해 연애조차 할 수 없게 된 것이다. 이것이 진짜라면 정말 무서운 일이다. 원래 연애를 하면 다양한 호르몬이 분비되는데 연애를 하지 않으면 그 같은 호르몬도 분비되지 않는다. 내분비계 균형이 깨지면 면역계, 대사계도 영향을 받게 되고 자기치유력에도 분명 영향이 미치게 된다.

현대의 젊은이가 이 정도로 스트레스에 약해진 이유는 무엇일까? 앞에서도 잠시 언급했듯이 나는 최근의 자녀 교육에 어느 정도 원인이 있다고 생각한다. 어려서부터 작은 스트레스를 많이 받고 그것을 극복하면서 성장하면 스트레스에 대응하는 자기치유력이 길러지기 때문에 이런 환경에서 자란 아이는 큰 스트레스를 받아도 충분히 대응할 수 있다. 하지만, 오늘날 아이들은 과보호 속에서 성장하여 스트레스를 거의 느끼지 못한 채 어른이 된다. 스트레스를 거의 받지 않고 성장하기 때문에 큰 스트레스는커녕 작은 스트레스조차 적절히 대응하지 못한다.

아이가 작은 스트레스를 받는 것은 자기치유력을 단련하는 훈련이라 할 수 있다. 아이를 사랑한다면, 과보호로 아이의 자기치유력을 빼앗을 것이 아니라 일상생활 속에서 적절한 스트레스나 긴장을 극복하게끔 하는 것이 바람직하다.

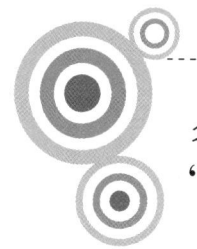
서양의학의 약은
'임시방편적' 역할을 한다

　아이를 데리고 병원을 찾는 부모 중에는 '아이에게 절대로 약을 먹이고 싶지 않다'라는 사람이 있는데, 이처럼 모든 약을 부정하는 태도는 문제가 있다.

　자기치유력을 충분히 발휘한다는 의미는 면역이나 대사, 자율신경, 내분비계가 제 기능을 하고 있다는 것으로, 이 가운데 어느 하나라도 균형이 깨지면 자기치유력은 저하된다. 서양의학의 약은 그것을 보충하는 역할을 한다.

　아무래도 자기치유력이 충분한 기능을 다하지 못할 때 그것을 방치하면 병은 점점 악화된다. 그러할 때는 일시적으로 약의 힘을 빌리고 그 사이에 자기치유력이 제대로 작동할 수 있도록 체내 균형을 정비하는 것이 최선의 방법이다. 약의 도움을 받아 자기치유력을 회복하면 추후 약과 병에서 완전히 벗어날 수 있다.

단, 약은 어디까지나 임시방편일 뿐이다. 계속 복용하면 몸이 지니고 있는 기능이 완전히 휴식에 들어가 자기치유력을 회복하기는커녕 더욱 저하되는 결과를 낳는다.

가장 두드러진 예가 스테로이드 호르몬이다. 스테로이드 호르몬은 부신피질에서 분비되는 호르몬으로 많은 양을 지속적으로 투여하면 부신이 위축되어 기능을 완전히 잃어버리게 된다. 그 상태에서 갑자기 스테로이드 호르몬의 투여를 중단하여 스테로이드 호르몬이 급격히 부족해지면 급성부신피질기능부전Adrenal crisis 상태가 되는 것이다. 급성부신피질기능부전은 치료가 늦으면 생명을 위협할 만큼 심각한 병으로, 17세 여자아이가 스테로이드제를 제멋대로 중단하여 사망한 사례도 있다. 그러므로 환자에게는 충분한 설명을 하고 주의점을 인지시킨 후에 약을 사용하도록 해야 한다.

"부신이 원래 가지고 있는 기능이 정상으로 작동한다면 약은 필요하지 않습니다. 하지만 그 기능이 작동하지 않아 호르몬을 제대로 분비하지 못하기 때문에 지금과 같은 증상이 나타나는 것입니다. 그러므로 우선 스테로이드제로 증상을 억제하면서 그 사이에 병의 원인을 찾아야 합니다. 그런 후에 스테로이드 호르몬을 생성하는 몸을 만들면서 약을 점차 줄여 나가고 나중에는 약을 중단하는 것, 이것이 병을 고치는 데 가장 중요합니다."

이렇게 설명했다면 여자아이는 약의 힘을 빌려 건강을 되찾을 수 있었을 것이다.

때로는 '약을 계속 복용하여 증상을 억제할 수 있다면 그대로도 좋다'라고 생각하는 사람도 있다. 물론 그것도 상관은 없으며 약을 계속 복용할 것이지 아닌지는 환자의 자유의지에 달려 있다.

그러나 한 가지 잊지 말아야 할 것은 약에는 부작용이 있다는 점이다. 약을 계속 복용하는 것은 부작용의 위험을 항상 안고 살아가야 함을 의미하므로 그럴 각오가 되었다면 약의 힘을 빌려 인생을 사는 것도 당사자가 선택할 수 있는 하나의 방법이라 생각한다.

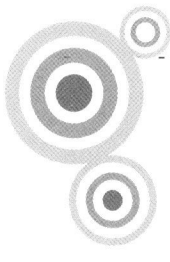# 한방약의 사고방식은 1+1=3 또는 4가 되는 것

진료를 하다 보면, 서양의학의 약은 전혀 복용하지 않겠다고 단단히 결심한 환자에게는 서양의학을 배제한 방법으로 치료하기도 하는데, 여기에는 한 가지 조건이 따른다. 그 조건은 가족도 함께 병원을 방문하여 내 앞에서 이해를 구하는 것이다. 서양의학의 약이 70%의 사람에게 효과가 있는 반면, 서양의학의 약을 사용하지 않는 치료 방법은 확실성이 떨어져 그 위험을 안고 가야만 하기 때문이다.

가족의 이해를 구한 후에는 생활습관을 바꾸는 치료부터 시작한다. 때로는 건강식품의 정보를 전달하기도 하는데 자연 속에는 서양의학의 약효 성분과 비슷한 물질이 있어 그 성분을 포함한 식품을 섭취하면 효과를 어느 정도 기대할 수 있기 때문이다.

한방약을 사용하는 경우도 적지 않다. 한방약의 특징은 다양한 성분이 혼합된 복합약제라는 점이다. 한방약은 생약을 섞어 처방하는데 생약 자체는 이미 복합물이다. 예를 들면 생강에는 진저롤Gingerol과 쇼가올Shogaol, 진저론Gingeron 등의 성분이 모두 포함되어 있다. 이같은 생약을 혼합하여 만드는 한방약에는 다양한 물질이 섞여 있으며 이 과정을 통해 물질과 물질 사이의 상승효과를 높이는 것이다. 하나의 효과가 있는 물질을 두 개 섞었을 때, 1+1=2가 아니라 3이나 4로 효과를 높이는 것, 이것이 한방약의 기본적인 철학이다.

한방약이 가진 또 하나의 특징은 자연의 것을 재료로 한다는 점이다. 약효가 있는 물질은 대개 독성도 함께 함유하고 있다. 서양의학의 약을 복용했을 때 부작용이 발생하는 것도 약이 독으로 작용하기 때문이다. 하지만 한방약에 포함된 생약은 서로의 독성을 해소하는 물질을 혼합하여 만들기 때문에 한방약을 복용해도 부작용은 거의 생기기 않는다. 그 점에서는 안전성이 높은 약이라 할 수 있다.

물론 서양의학의 약 중에도 자연에서 발견한 것이 적지 않다. 예를 들면 아스피린Aspirin은 독일의 습지에 서식하는 버드나무에서 발견한 것이며, 독감에 효과가 있는 타미플루Tamiflu는 약초인 팔각회향Star anise, 목련과 식물로 중국의 향신료로 유명에서, 디기탈리스Digitalis, 대표적인 강심제로 울혈성 심부전 치료에 사용의 강심배당체Digoxin, 심근에 직접 작용하여 강심작용을 보이는 식물 성분는 디기탈리스Digitalis, 학명 Digitalis purpurea, 심장풀이라고도 함. 현삼과에 속하는 다년생초라는 식물에서 발견한 것이다.

그러나 이러한 서양의학의 약은 약효를 보이는 단일 성분만을 추출하여 고농도로 응축시킨 것으로, 질병에 확실한 효과를 발휘하도록 재합성했기 때문에 인간의 체내에 들어올 때는 더 이상 '자연의 것'이 아니라는 점에서 한방약과 구별된다. 이러한 약은 확실한 효과를 기대할 수는 있지만, 약효성분이 지닌 독성이 그대로 부작용으로 나타난다는 단점이 있다.

그리고 또 하나, 화학적으로 합성된 약에는 체질을 개선하거나 자기치유력을 높이는 힘은 없다. 임시방편으로는 최대의 효과를 발휘할 수 있지만 병을 근본적으로 치료하는 데는 도움이 되지 않는다. 반대로 자연의 것을 그대로 체내에 주입하는 한방약은 체질을 개선하는 효과가 있다. 체질을 서서히 개선하면서 자기치유력을 이끌어내 병을 치유하는 것, 그것이 바로 한방의학의 기본이다.

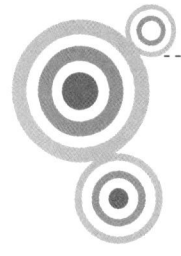
잘못된 생활습관을 바꾸지 않는 한 자기치유력은 작동하지 않는다

   한방약은 자기치유력을 끌어내는 효과가 있지만 여기에는 한 가지 조건이 수반되어야 한다. 잘못된 생활습관과 사고방식을 스스로 바꾸는 것, 이 조건을 만족시키지 않는 한 한방약으로 자기치유력을 끌어내기는 어렵다.

   예컨대 냉증을 호소하는 환자에게 한방약을 처방해도 아이스크림을 먹거나 차가운 맥주를 마시는 등 일상생활에서 아무런 주의를 기울이지 않는다면 몸은 따뜻해지지 않는다. 말했다시피 가장 중요한 것은 자신이 왜 병에 걸렸는지를 진지하게 생각하고 잘못된 점을 개선하는 것이다. 그 같은 노력 없이 한방약을 이용해 자기치유력을 끌어내길 원한다면, 그것은 불가능하다고밖에 말할 수 없다.

"나 자신의 힘으로 병을 고치고 싶다."

이것을 진심으로 바란다면 자신의 잘못을 발견하고 자신의 의지로 바로잡는 것부터 시작하자. '나는 대체 어떻게 하면 좋을까요? 가르쳐 주십시오'라고 의사에게 의존한다면 병은 언제까지고 낫기 어렵다. 의사가 '일상생활의 이 부분을 개선하십시오'라는 충고를 해도 그것을 실천으로 옮길 수 있는 사람은 거의 없다.

해마다 늘고 있는 당뇨병 환자의 수가 바로 그 증거라 할 수 있다. 당뇨병에는 인슐린이 분비되지 않아 발생하는 제1형과 비만이나 운동 부족 등 나쁜 생활습관으로 생기는 제2형이 있는데, 당뇨병 환자의 90% 이상이 제2형에 속한다. 바꾸어 말하면 스스로 식사를 엄격히 조절하고 운동을 꾸준히 하면서 체중을 조절한다면 당뇨병에 걸리지 않을 환자가 대부분이란 사실이다.

하지만 당뇨병 환자의 대부분은 증상이 더욱 악화되어 시력을 상실하게 되거나 인공투석을 받게 된다. 환자가 초기 단계에서 의사의 충고를 확실히 실천에 옮겼다면 이렇게까지 악화되지는 않을 것이다. 의사가 아무리 강하게 권유해도 생활이나 사고방식을 바꾸지 못하는 것이다.

결국 자신의 잘못을 스스로 깨닫고 개선하겠다는 강한 의지를 갖지 않는 한 생활습관도 사고방식도 절대 바뀌지 않는다. 그리고 잘못된 생활습관이나 사고방식을 바꾸지 않는 한, 어떤 치료를 받아도 자기치유력은 제 기능을 하지 못한다.

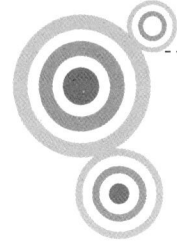
자기치유력을 끌어내는 동종요법

최근 유럽의 전통의료인 동종요법Homeopathy이 주목을 받기 시작했다. 이 치료법은 1790년대에 독일의 의사 사무엘 하네만Samuel Hahnemann이 개발한 것이다.

서양의학에서는 열이 나면 해열제를 투여한다. 그러나 감기에 걸렸을 때 열이 나는 것은 건강을 회복하기 위한 중요한 생체반응체온이 올라가면 면역담당 세포가 활성화되어 세균이나 바이러스에 대한 저항력이 강해짐으로, 해열제의 사용은 이 반응을 방해하는 것이 된다.

이에 비해 동종요법은 병의 증상을 '병을 극복하려는 신체의 노력'으로 본다. 그래서 유사 증상을 일으키는 물질을 이용해 병과 동일한 에너지를 체내에 주입함으로써 신체가 '병'을 인식하고 자기치유력을 발휘하게 한다. 이것을 '동종의 법칙Law of Similars'이라 한다.

동종요법 치료에 사용되는 약을 레메디Remedy라 하며 그 종류는 만 이천 개 이상이나 된다. 레메디의 대부분은 자연에 있는 식물이나 동물, 또는 광물이며 강한 독성을 지닌 것도 적지 않다. 예를 들어 투구꽃이나 비소와 같이 무서운 이름을 가진 레메디도 있다.

또한 동종요법에는 그 물질을 묽게 하면 묽게 할수록 에너지가 강해지는 '무한소의 법칙'이 있어 치료에 사용하는 레메디는 효과를 기대할 수 있으면서도 위험성이 낮은 것을 사용한다.

레메디가 체내에서 작용하는 메커니즘은 아직 밝혀지지 않았다. 몸에 주입하는 물질은 분자가 검출되지 않을 정도까지 희석하여 사용하며, 환자의 혈액을 검사해도 어떤 성분이 몸에 작용하고 어떤 반응이 일어나는지 확인할 수가 없다. 아마도 분자가 검출되지 않는 수준까지 희석해도 물질의 고유 성질은 남기 때문에 몸이 그것을 느끼고 유해한 물질로부터 자신을 지키기 위한 자기치유력을 가동시키는 것이 아닐까? 만일 이 가정이 옳다면 자기치유력이 없는 사람에게는 동종요법 치료를 해도 효과가 없다는 것을 뜻한다. 이 같은 생각을 증명할 수는 없지만 치료를 선택할 때 참고가 될 것이다.

동종요법 치료의 메커니즘은 밝혀지지 않았지만 그 확실성Evidence은 매우 높은 수준이다. 확실성이란 임상시험 결과에 기초한 과학적 근거, 다시 말해 그 치료법이 효과가 있음을 나타내는 증거를 말한다.

확실성에는 1단계부터 4단계까지 있으며 메타분석Meta analysis, 여러 독립적 연구의 결과를 종합하여 전반적인 치료 효과를 평가하거나 새로운 연구를 계획하는 데 필요한 결론을 얻는 통계적 분석법을 통해 효과가 입증된 치료를 확실성이 가장 높은 것으로 인정한다.

다음으로 인정받는 것이 무작위 비교시험, 이른바 이중맹검법Double blind test, 환자와 의사 양쪽에 치료용 약과 위약(플라시보, Placebo) 여부를 알리지 않고, 제3자인 판정자만이 그 구별을 알고 있는 약효 검정법에서 효과가 있는 치료이다. 그리고 권위자가 '효과가 있다'라고 인정한 치료는 좀 더 수준이 낮은 것으로 본다.

덧붙이자면 한방의학은 서양의학의 임상실험과 같은 결과는 없지만 긴 역사가 한방약의 확실성을 뒷받침하고 있다. 예컨대 구어혈제驅瘀血劑, 혈액의 정체 상태를 개선하는 약제가 어혈을 개선하는 효과가 높다는 것은 누구나 인정한다.

다만 한방의학의 소견에서 어혈이라고 판단된 증상이 서양의학에서는 다양한 병태로 나타날 수 있기 때문에 어떤 병에 적합한지 진단을 내리지 못한다. 때문에 서양의학의 소견에 대한 구어혈제의 확실성은 인정받지 못한다. 다시 말해 한방약은 한방의학적인 소견에 기반한 확실성은 인정받고 있지만 서양의학적인 소견에 기반한 확실성은 인정받지 못한다고 할 수 있다.

동종요법에 관해서는 이중맹검법이나 메타분석을 거친 논문도 발표되었으므로 그 확실성을 매우 높이 인정받고 있다고 생각해도 좋을 것이다.

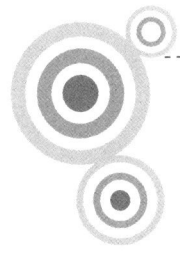
14쪽에 달하는 문진표를 작성하는 이유

내가 운영하는 클리닉에서는 동종요법을 시작할 때 반드시 문진표를 작성하는데 그 분량이 A4 용지 14쪽에 달한다.

덧붙이자면 첫 진료의 문진표에는 진찰을 받으러 온 이유와 최종 목표를 묻는 질문밖에 없다. 질문이 다소 추상적으로 느껴질 수도 있지만 그런 질문에 어떻게 답하는가를 보면 환자의 성격을 어느 정도 파악할 수 있는 데다, 한 시간 정도를 진찰하므로 자세하게 문진표를 작성할 필요가 없다.

문진표란 짧은 진찰 시간 내에 치료하거나 진단을 내릴 경우에 효과적인 자료라 할 수 있다. 동종요법 치료를 받는 환자에게 14쪽이나 되는 문진표를 준비하는 것은 진찰시간이 부족하기 때문이다. 문진표에 있는 질문을 하나하나 하다가는 두 시간도 부족하므로 사전에 문진표를 만들어 둔다. 두툼한 문진표를 보고 놀라는 사람도 있지만 동종요법은 '이 병에는 이 레메디가 효과적'이라는 단순한 법칙이 유효한 의료가 아니다.

예컨대 같은 감기라도, 감기에 걸릴 것 같은 조짐을 느꼈을 때는 아코니트Aconitum, 투구꽃라는 레메디를 사용하고, 열이 갑자기 오르는 유형에게는 벨라도나Belladonna, 알카로이드를 함유하는 유독 식물, 천천히 열이 오르는 유형에는 훼럼 포스Ferrum phos, 열을 내려주고 몸의 방어기능을 효과적으로 회복시키며 가래의 생성을 억제하는 치료제라는 레메디를 사용한다. 이처럼 콧물이 심한 감기, 기침이 심한 감기, 오한이 나는 감기 등 그 증상에 따라 다양한 레메디를 처방한다.

게다가 증상이 유사해도 그 사람의 성장이나 가정환경, 성격이나 체질 등에 따라 처방하는 레메디가 달라진다. 예컨대 꽃가루 알레르기가 있는 사람이 레메디 처방을 원했다고 하자. 우선 꽃가루 알레르기에 효과가 있는 삼나무 꽃가루 레메디를 복용하고 바로 나아지는 경우가 있지만 마음의 문제가 결부되었을 때는 단순하게 치유되지 않을 수 있다. 가령 어머니가 말할 때만 알레르기 증상이 나타나는 사람이 있는데 이때는 환자의 마음 깊은 곳 또는 환자 자신조차 깨닫지 못하는 잠재의식 속에서 문제를 찾아야 한다.

'공포'라는 감정 하나만 따져 봐도 그 두려움의 대상이 사람인지 요괴인지 죽음인지, 아니면 밤인지 아침인지 사람마다 각기 다르고 대상에 따라 사용하는 레메디도 다르다.

이 같이 자세한 정보를 14쪽의 문진표를 통해 얻고 그에 맞는 레메디를 처방한다. 따라서 동종요법의 문진표는 조금 특별하다. 신체나 병력에 관한 내용뿐 아니라 성격이나 기호, 성장 과정, 가족력 등 그 환자의 개인적 배경을 세심하게 묻는다.

그 가운데 몇 가지 질문을 소개한다.

- 어렸을 때 성격은 어땠는가?
- 당신은 스스로를 어떻게 생각하는가?
- 주변 사람은 당신을 어떤 식으로 말하는가?
- 고민이 있을 때 당신은 어떻게 대처하는가?
- 지금까지 큰 쇼크를 받은 적이 있는가?
- 달의 영향을 받나?
- 일정한 시간에 무언가 특정한 증상이 나타나는가?

이런 질문에 대한 답은 ○× 또는 내용을 쓰게 한다. 그런 후에 '달의 영향을 받나?'라는 질문에서 보름달과 초승달 때만 경련을 일으킨다고 답했다면 달의 영향을 받는 발작 레메디를 처방한다. 그리고 환자가 치료에 반응했는지의 여부를 살펴 치료적 진단을 내린다. 예상한 반응이 나타나지 않았을 때에는 레메디 농도에 변화를 주거나, 다른 것으로 바꾸어 치료를 진행한다.

동종요법의 전문의라면 적어도 3,000여 종의 레메디를 다룰 수 있으므로 농도의 차이를 포함하면 선택할 수 있는 범위가 2만여 종에 달한다. 이 중에서 단 하나의 레메디를 선택하는 것은 매우 어려운 작업이다.

이처럼 동종요법에는 무수히 많은 치료 전략이 있을 수 있기 때문에 나는 직접 만난 환자 이외에는 레메디를 처방하지 않는다. 예외를 두는 것은 와병 중인 환자, 말기 상태의 환자 정도이며 그것 역시 환자를 잘 아는 가족이 오지 않으면 처방하지 않는다. 그 이유는 문진표만으로는 레메디를 한 가지로 좁힐 수 없기 때문이다.

문진표의 정보를 통해 레메디의 후보 몇 가지 선정하고, 환자를 직접 만나 확인한 후에 어떤 레메디가 환자에게 가장 적합할지 최종 판단을 하는 것이 동종요법 치료의 과정이다. 이렇게 까다로운 작업을 통해 레메디를 선택하더라도 그것이 정확히 들어맞는 예는 그다지 많지 않다. 절반 이상의 환자는 어느 정도 반응을 보이지만 생각한 것과 완전히 일치하는 반응을 보이는 경우는 드물다.

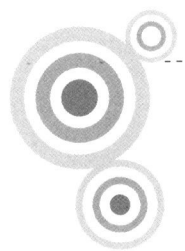

약물요법의 결점을
보완하는 동종요법

체내에 '병'이 있다는 정보를 주입하여 자기치유력을 가동시키는 것이 동종요법의 기본적인 메커니즘이다. 이 말을 달리 해석하면, 몸이 지니고 있는 자기치유력이 저하되어 있을 경우에는 레메디를 복용해도 자기치유력이 충분히 발휘될 수 없음을 뜻한다.

그래서 서양의학의 약물요법과 동종요법 치료를 병행하는 사례도 적지 않다. 파킨슨병Parkinson's disease, 뇌의 흑질에 분포하는 도파민의 신경세포가 점차 소실되어 발생하는 신경계의 만성 진행성 퇴행성 질환으로 진전 마비라고도 함도 그중 하나이다. 주로 50세를 넘긴 성인에게 발병하여 만성적으로 장기간 계속되는 난치병이지만 치료 방법이 전혀 없는 것은 아니다. 현재는 증상의 진행을 늦추기 위한 약물요법도 몇 가지 시도되고 있으며 어느 정도의 효과도 보이고 있다.

그러나 약물요법에는 큰 문제가 있다. 약을 장기간 복용하면 내성이 생겨 점차 약의 양과 종류를 늘려야 하고 결국에는 어떤 약에도 반응하지 않게 되어 약물치료가 소용이 없어진다. 하지만 약물요법과 동종요법 치료를 병행했을 경우에는 약의 효능이 지속되는 사례가 있다. 파킨슨병이 완치되거나 투약의 필요가 없어지는 것은 아니지만 약의 양과 종류를 늘리지 않으면서 증상의 진행을 꽤 늦출 수 있다.

신장병이나 교원병Collagen disease. 피부, 힘줄, 관절 등 결합조직에 변성이 일어나 교원섬유가 증가하는 질병의 통칭 때문에 스테로이드 호르몬을 투여받는 사람에게도 동종요법이 효과가 있다. 스테로이드 호르몬을 투여해야 하는 병에 걸린 사람 중에는 어떻게든 스테로이드 호르몬을 줄이거나 끊길 원하는 사람이 적지 않다.

그들에게는 '스스로 스테로이드 호르몬을 생산하지 못하는 동안은 약의 도움을 빌리십시오. 대신 점차 스테로이드 호르몬을 생산할 수 있는 몸을 만들어 나갑시다'라고 제안하고 동종요법 치료를 병행한다. 그러면 실제로 스테로이드 호르몬 투여를 중단할 만큼 상태가 호전되는 환자가 생긴다.

교원병 환자는 스테로이드 호르몬 투여를 중단할 수 없다고 믿는 전문의가 이 말을 들으면 분명 놀라겠지만 스테로이드 호르몬의 투여와 동종요법 치료를 중단한 상태에서 일상적인 생활을 하고 있는 환자가 실제로 존재한다.

 이 밖에도 경련을 일으키는 아이에게 동종요법 치료를 병행했더니 경련 발작 억제제의 양을 줄이게 된 사례도 있다.

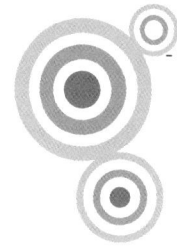
심리적 문제에 효과적인 동종요법

동종요법 치료의 장점 중 하나는 심리적인 문제까지 깊이 있게 치료할 수 있다는 점이다.

암 환자 중에는 심리적 문제가 원인이 되어 암이 발병한 경우가 있는가 하면, 생활습관이나 주변 환경의 문제로 암에 걸리게 된 경우가 있다. 무엇이 진짜 원인인지는 알 수 없지만 '어쩌면 심리적 문제가 원인이 아닐까?'라고 여겨지는 환자에게 동종요법을 병행했을 때 매우 높은 치료 효과를 얻을 수 있었다.

죽음에 대한 공포가 암의 진행을 가속화할 가능성이 있다면 비소 레메디를 처방한다. 비소는 사람을 죽음에 이르게 하는 무서운 독물로, 이것이 체내로 들어가면 자기치유력이 가동되기 시작한다. 물론 모든 치료가 성공하는 것은 아니어서 환자의 몸이 치료에 반응하지 않을 때도 있다. 유도한 대로 반응이 나타나면 그 치료를 계속하지만 반응이 없으면 새로운 치료 전략을 다시 검토해야만 한다.

반면, 서양의학에서는 심리적 문제에 관해 치료적 진단을 내리는 것은 거의 불가능하다. 진짜 원인이 마음에 있어 암이 발병했을 때 서양의학적인 치료만으로는 증상이 회복되지 않는다. 그런 환자에게는 동종요법 치료가 매우 큰 효과를 발휘할 수 있다.

그 밖에도 서양의학적인 범위에서 더 이상 회복의 희망이 없을 때, 서양의학의 약 처방과 치료로 강한 부작용이 나타났을 때에도 동종요법의 치료를 고려할 수 있다. 또한 레메디에는 물질의 성분 그 자체는 들어 있지 않으므로 양약에 알레르기가 있는 사람이나 임신 중이어서 양약을 복용할 수 없는 사람, 어린이, 고령자까지 모두 사용할 수 있다.

단, 동종요법 치료 시에는 주의해야 할 점이 있다. 동종요법의 인지도가 높아짐에 따라 피해를 입는 사람이 늘어난 것이 사실이다. 가장 큰 원인은 함유성분이 검출되지 않는다는 이유로 동종요법이 의료로 인정받지 못하고 있다는 점이다. 의약품으로 인정받지 못하기 때문에 의학적 기초지식조차 없는 민간인이 쉽사리 레메디를 처방하는 폐단이 발생하고 있다.

동종요법은 아무나 간단히 시행할 수 있는 치료법이 아니다. 레메디를 제대로 다루기 위해서는 장기간의 연구와 경험이 필요하다.

병에 관해 무지한 민간인이 얕은 지식만으로 치료를 한다면 어떤 일이 일어날까? 면밀한 지식이 동반되지 않은 동종요법 치료는 생명을 위태롭게 할 수 있다. 병이 악화되거나 생명을 잃은 사례도 있으므로, 동종요법의 위험성과 지식을 충분히 숙지하고 있는 의사에게 치료를 받아야 한다.

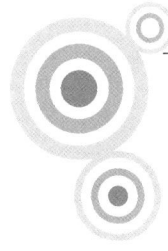
자기치유력을 강화하는
네 가지 방법

앞에서 설명했듯이 현대 환경에서는 과다한 자외선, 다이옥신, 유전자를 대량으로 파괴하는 바이러스, 약품 등 평형역동성을 무너뜨리는 요인이 무수히 존재한다.

이 모두를 완벽히 차단하거나 없애기란 사실상 어려우므로, 우리 몸의 자기치유력을 강화하여 이들에 대항하는 데 도움이 되는 방법 몇 가지를 소개하려고 한다.

몸을 따뜻하게 한다

냉기는 면역과 대사의 힘을 저하시키고 몸의 기능을 떨어뜨려 심각한 질병을 불러올 수 있다. 그러므로 항상 몸을 따뜻하게 유지하는 것을 염두에 두고 생활해야 한다.

적절한 스트레스는 해가 아니다

앞에서 자세히 언급했듯이 적절한 스트레스는 자기치유력을 유지하기 위해 반드시 필요한 요소다. 단, 잘 알려진 바와 같이 과도한 스트레스는 심신에 좋지 않으므로 적절한 수준을 유지하는 것이 중요하다.

스트레스를 너무 많이 받으면 교감신경이 우위 상태가 되어 아드레날린과 노르아드레날린이 분비되고, 안정적인 상태에서는 부교감신경이 우위가 되어 아세틸콜린이 나온다. 교감신경, 부교감신경은 서로 균형을 이루며 몸의 기능을 유지하고 있으므로 어느 한쪽만 활성화되는 것은 좋지 않다. 스트레스를 많이 받는다고 느끼는 사람은 부교감신경이 활성화되도록 의식적으로 안정을 취하거나 생활습관에 변화를 주어 자율신경이 균형을 이루도록 해야 한다.

양약의 사용을 가능한 한 자제한다

서양의학에서 처방하는 약의 대부분은 증상을 억제하는 대증요법제이다. 이는 병의 원인인 몸과 마음의 문제를 근본적으로 치유하지 못하며 자기치유력의 작용까지 저해하기도 한다.

가령 감기에 걸렸을 때 열이 나는 것은 몸이 자기치유력을 가동시키고 있다는 증거인데 이때 해열제를 복용하는 것은 모처럼 몸이 스스로 치유하려는 힘을 억누르는 것과 마찬가지다. 습관처럼 위장약을 먹는 것도 생각해 보자. 위산을 억제하는 약을 계속 복용하면 위산의 강력한 제균력이 떨어질 뿐 아니라 분해와 소화 기능마저 저하된다.

무조건 통증을 참고 약을 먹지 말라는 말이 아니다. 요점은 약을 복용하게 된 이유, 근본적 문제를 해결하지 않는 한 이러한 약 복용은 참된 치유라 할 수 없다는 것이다.

바디워크 요법으로 마음을 깨운다

나는 클리닉에서 자기치유력을 깨우는 단계로 마사지 등의 바디워크bodywork. 몸을 접촉하여 질병을 치료하고 건강을 유지하는 대체의학. 접촉기법이라고도 함 치료를 실시하고 있다.

인간은 슬픔이나 괴로운 일이 있으면 몸을 앞으로 구부리는 경향이 있다. 그래서 스트레스를 장기간 받다 보면 만성적으로 몸을 구부리게 되고 결국 몸을 지탱하는 등과 허리의 근육에 불필요한 중력이 가해져 몸이 경직된다. 그 결과 내장이 압박을 받아 숨쉬기가 힘들어지고 혈액 순환도 나빠지는데 이것을 바디워크 요법으로 되돌리는 것이다.

바디워크 요법을 실시하는 동안에는 환자와 많은 이야기를 나누게 된다. 바디워크 요법은 사람의 기분을 좋게 만드는 효과가 있어 환자는 자신의 생각을 털어놓게 되는데 이 과정에서 많은 사람들이 '심리적 문제'를 깨닫게 된다. 오랜 시간 억누르고 있던 감정이 병의 원인이었음을 깨닫는 순간 본래 지니고 있던 자기치유력이 가동되고, 문제에 대한 개선의 필요성을 의식할 수 있기 때문이다.

이와 같이 몸도 마음도 기분 좋게 해방되어 병의 원인을 깨닫게 되는 일련의 과정은 굳이 병원에 가지 않아도 실천할 수 있다. 예컨대 부부가 가정에서 서로에게 속마음을 털어놓으며 어깨를 마사지하는 것만으로도 훌륭한 바디워크 요법이 된다. 가정에서 서로의 바디워크를 실시한다면 마음이 해방되어 병에 대한 면역도 강해질 것이다.

제4장

'기'로 건강해진다

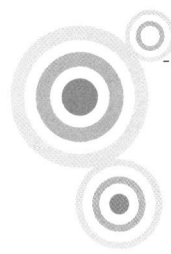
만물의 근본인 기

기$_{氣}$는 다양한 의미로 쓰인다. 예컨대 공기로 대표되는 '기체 상태의 것'을 가리키기도 하고, 전기로 대표되는 '에너지 상태의 것'을 가리키거나 기운으로 대표되는 '마음'을 가리키는 등 매우 다양한 뜻을 담고 있는 단어이다.

중국에서는 이 기를 만물의 근본으로 보는데 이때는 에너지 자체를 가리킨다.

"에너지$_E$＝질량$_M$×빛의 속도$_C$의 제곱"

이것은 아인슈타인이 발견한 질량과 에너지의 등가성을 나타내는 매우 유명한 관계식이지만, 고대 중국인은 에너지가 물질로 변환될 수 있다는 사실을 이미 알고 있었던 것 같다.

기에는 만물의 근본인 에너지가 담겨 있다. '기'에는 음과 양 두 가지 요소가 있으며, 우주의 모든 존재를 구성하는 것으로 여겨 세상의 모든 것을 설명해 왔다.

중국의 자연철학 사상으로 잘 알려져 있는 오행설五行說이나 한방의학에서 중시하는 기氣, 혈血, 수水의 사고방식도 '만물의 근본은 기'라는 개념에서 비롯된 사상이다. 오행설은 모든 만물이 목木, 화火, 토土, 금金, 수水의 다섯 가지 원소로 구성된다는 사고방식으로, 방향이나 색 등 모든 것이 오행에 해당한다. 인간의 신체 내부를 나타내는 오장육부五臟六腑라는 말이 있는데 여기서 오장인 간肝, 심心, 비脾, 폐肺, 신腎도 오행에 해당한다.

'기, 혈, 수'는 인간의 몸을 순환하여 몸 전체에 에너지를 보급하는 요소이다. 만물을 이루고 있는 기를 기실체가 없는 것와 혈, 그리고 수혈액 이외의 체액로 나누어 생각함으로써, 이 세 요소가 균형을 이루며 체내를 순환해야 건강을 유지할 수 있다는 것이 한방의학적 사고이다.

요컨대 사람의 몸 역시 기로 만들어졌다는 것이 중국의학 또는 한방의학의 철학이다. 그리고 사람을 형성하는 기는 부모에서 자식으로 이어지는 선천적 기와 태어난 후에 획득하는 후천적 기로 나뉘며 후천적인 기는 다시 천공天空, 하늘의 기와 수곡水穀, 음식물의 기로 나눌 수 있다고 여긴다.

선천적 기는 오장 중에서도 신腎, 다시 말해 신장에 비축되어 있다. 천공의 기는 호흡을 통해 몸속으로 들어가 폐로 간다. 입으로 들어온 음식은 비장으로 간 뒤 기로 변화하여 수곡의 기가 된다. 중국의학에서 비장은 위胃에 해당하므로 음식물이 위로 가서 소화되고 에너지로 바뀌는 것이다.

천공의 기와 수곡의 기는 심장의 추진력으로 머리 꼭대기까시 보내지고 다시 머리에서 척추의 양옆에 있는 태양방광경太陽膀胱經이라는 경로를 지나 신장으로 보내진다. 그리고 이곳에서 또다시 기를 몸 전체로 순환시킨다.

이렇게 기가 바르게 흐르는 상태를 정기正氣라 한다. 이 상태에서는 신장의 기가 후천적 기의 보충을 받아 조금씩 늘어난다. 그리고 남성은 32세, 여성은 28세에 정점에 달했다가 쇠하기 시작하는데 이는 후천적 기의 보충이 점차 부족해지면서 노화가 진행되는 것이다.

이 상태를 신허腎虛라 하며 정력이 감소하거나 약해졌을 때에도 이 말을 사용한다. 원래 신腎은 부신과 같은 내분비계뿐 아니라 생식기 전체를 포함하는 기능적 체계를 가리키므로 중국의학에서는 머리숱이 줄거나 허리가 아프고 소변이 자주 마려운 노화현상을 모두 포함해 신허라 한다. 그리고 이렇게 신허 상태가 지속되다가 마침내 신의 기가 고갈되면 사람의 수명이 다한다고 보는 관점이 중국의학의 사고방식이다.

한편, 기에 문제가 생긴 상태를 병이라 부른다. 온몸을 도는 기가 충분히 만들어지지 않아 기가 부족한 상태를 기허氣虛, 기가 정체되어 흐름이 나쁜 상태를 기울氣鬱, 몸의 아래로 내려가야 할 기가 역류하는 것을 역상逆上이라 한다. 기허의 상태가 되면 에너지가 부족해 기력이 쇠하고 몸이 나른해진다. 기울은 기분이 우울해져 우울증과 비슷한 증상이 나타나며 역상은 말 그대로 초조함과 울컥 치밀어 오르는 증상을 보인다.

피血와 체액水으로 형태를 바꾼 기가 바르게 흐르지 않는 상태 역시 병이다. 예컨대 피가 부족할 때는 혈허血虛, 피의 흐름이 정체되었을 때는 어혈瘀血, 체액의 흐름이 정체되었을 때는 수체水滯 상태가 된다. 그중에서도 수체는 몸의 다양한 부위에서 나타날 수 있는 증상으로, 머리에서 흐름이 정체되면 두통이나 현기증을 일으키고, 복부에서 정체되면 구토를 유발하게 된다.

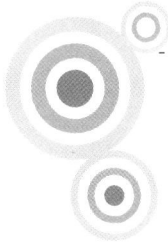

내인, 외인, 불내외인이
기의 균형을 무너뜨린다

인간의 체내에 들어오는 기는 천공이나 수곡의 기뿐만이 아니다. 우리 주변에는 다양한 기가 존재하며 인간의 몸을 수시로 드나들고 있다. 기는 주리腠理, 땀구멍로 드나들며 경락經絡, 기와 혈이 운행되는 통로인 맥(脈)을 뜻함이라는 길로 다닌다.

기에는 좋은 것과 나쁜 것이 있는데 나쁜 기를 사기邪氣라 한다. 예컨대 사기 중에 풍사風邪라 불리는 것이 있는데 바람이 들어오는 급소를 통해 이 사기가 몸 안으로 들어오면 감기에 걸리게 된다. 감기 기운이 있으면 등줄기가 오싹한 느낌이 날 때가 있는데 그것은 바람이 들어오는 목 뒤의 급소로 풍사가 들어오려 하기 때문이다.

그런데 동양의학에서 이 바람풍사은 외인의 하나이다. 동양의학에는 '병의 원인은 내인內因과 외인外因, 그리고 불내외인不內外因 세 가지가 있다'라는 사고방식이 있어 심적인 병의 원인을 내인, 자연환경이나 기후와 같은 환경적 원인을 외인, 그 이외의 모든 원인을 불내외인이라 한다. 그리고 내인, 외인, 불내외인이 인간의 몸과 마음에 영향을 미치면 자율신경과 면역의 균형이 깨져 자기치유력이 저하된다. 요컨대 평형역동성을 유지할 수 없게 된다.

내인은 칠정七情이라 하여 기쁨喜, 노여움怒, 근심憂, 생각思, 슬픔悲, 두려움恐, 놀람驚의 감정을 가리킨다. 외인은 육음六淫이라고도 하며 바람風, 추위寒, 더위暑, 습기濕, 건조함燥, 열기火라는 환경요인을 포함한다. 그리고 불내외인에는 유전자 이상이나 식생활, 생활습관 등 내인과 외인 이외의 모든 요인이 포함된다.

풍사와 같은 사기가 우리 몸에 직접 작용하지는 않더라도 내인, 외인, 불내외인이 기의 정상적인 흐름을 방해하거나 균형을 깨뜨릴 수도 있다. 예를 들면 왠지 목 안이 막힌 듯 답답한 느낌이 들 때가 있는데, 이것은 슬픔이나 분노의 감정이 스트레스가 되어 기가 목에서 넘어가지 않고 정체된 상태이다. 서양의학에서는 히스테리구Globus hystericus, 한방의학에서는 매핵기梅核氣라 부르는 병태로, 침이나 기공 등을 처방하여 기가 바르게 통하도록 조치하면 회복된다.

기는 올바른 균형이 매우 중요하다. 기가 모자라면 에너지가 부족해져 문제가 생기고, 반대로 너무 넘치면 남는 기가 사기가 되어 몸 안에 쌓일 수 있다. 몸 안에 사기가 쌓인 상태를 사실邪實이라 하는데 몸 밖으로 내보지 않고 방치하면 질병의 원인이 된다.

또한 같은 요인의 영향을 받았다고 해서 모든 사람이 동일한 증상을 보이는 것은 아니다. 사람의 체질에 따라 나타나는 증상이 다를 수 있으며 연령이나 생활환경에 따라서도 달라진다. 따라서 한방의학에서는 환자의 증상뿐 아니라 체질이나 기초체력 등을 종합적으로 진단하여 그 사람에게 적합한 치료를 제공한다.

요컨대 다른 병이라도 동일한 처방을 할 수 있고, 같은 병이라도 다르게 처방할 수 있다는 뜻이다. 한방의학에서는 이것을 이병동치異病同治, 동병이치同病異治라 한다.

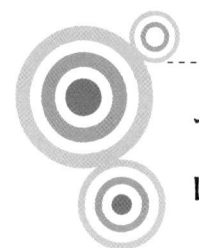
기의 균형을 유지하는 네 가지 방법

기의 균형과 정상적인 흐름을 유지하는 데 도움이 되는 몇 가지 방법을 소개한다.

양생한다

앞에서도 설명했듯이 양생이란 자연의 이치에 맞춘 생활을 하며 일상 속에서 건강을 챙기는 것이다. 중국의 한 의학서에는 다음과 같은 글귀가 적혀 있다.

"밤이 긴 겨울 동안은 밖에 나가지 않고 집안에서 생활하며 일찍 자고 늦게 일어난다. 봄이 되면 밖으로 나가 자연이 내뿜는 기를 듬뿍 받는다. 여름이 되면 늦게 자고 일찍 일어나 봄에 받은 기를 발산한다. 그리고 가을이 되면 겨울을 대비한다."

핵심은 태양의 활동에 맞추어 생활한다는 점이다. 기는 어두워지면 양에서 음으로 바뀐다. 따라서 어두울 때는 수면을 충분히 취해 음의 기운을 축적함과 동시에 낮의 활동으로 잃어버린 에너지를 회복하고, 날이 밝으면 일어나 밤사이 축적한 에너지로 다시 활동한다.

이런 생활을 하면 자연히 자율신경이 균형을 이루게 된다. 활동적일 때, 다시 말해 양陽의 상태에서는 교감신경이 우위가 되며 자고 있을 때, 즉 음陰의 상태에서는 부교감신경이 우위가 된다. 어두워지면 자고 날이 밝으면 일어나는 생활은 자율신경의 균형을 유지하는 데 매우 중요하다.

한편, 양생을 게을리하면 자연이 인간에게 날카로운 발톱을 드러낼 수 있다. 예를 들어 겨울에 우울증에 걸리는 것은 겨울의 생활을 지키지 않았기 때문이다. 우울증은 환절기에 주로 발병한다. 환절기 등 전선이나 저기압이 통과하는 시기에는 부교감신경이 우위가 되는데 그것이 극에 달하면 우울증 증상이 나타나는 것이다. 그에 비해 대륙고기압 권내에 있는 겨울에는 우울증에 걸릴 확률이 낮다고 볼 수 있다.

한겨울의 강한 한기도 우울증을 유발하는 한 요인이다. 물론 한기는 인간에게 적절한 스트레스를 주는 요소로, 스트레스를 받으면 교감신경이 우위가 되어 우울증에 걸리지 않는다. 하지만 자율신경은 극에 달한 순간 180도 반전하는 성질을 가지고 있다. 한겨울에 집에 있지 않고 강한 한기에 계속 노출되면 교감신경은 마침내 극에 달하게 되고 교감신경과 부교감신경이 180도 역전되어 우울증이 발병하게 되는 것이다.

자연이 좋은 기만 내뿜는 것은 아니지만, 자연의 기가 사기가 되는 원인의 대부분은 기를 받아들이는 쪽에 문제가 있기 때문이다. 자연으로부터 좋은 기를 받기 위해서라도 양생은 반드시 필요하다.

중국의학만 양생의 중요성을 말하는 것이 아니다. 인도나 티베트, 일본 전통의학에서도 인간이 건강하게 살기 위한 기본으로 양생을 꼽았다. 300년 전의 학자 가이바라 에키켄이 지은 《양생훈》에서도 양생에 관한 많은 이야기를 소개하고 있다.

몸이 좋지 않을 때는 음식물을 먹지 않는 것도 그중 하나이다. 아플 때일수록 많이 먹고 기운을 내야 한다며 식욕이 없는 아이에게 무리하게 식사를 권하는 부모가 있는데 이것은 잘못된 행동이다. 식사를 하면 음식을 소화하기 위해 위로 혈액이 모이게 된다. 하지만 그 혈액은 병을 치료하는 데 먼저 사용되어야 하므로 우리의 몸은 일부러 식욕을 떨어뜨리는 것이다.

설사를 할 때는 절식이 원칙이다. 먹지 않으면 설사 증상은 사라지는데 식사를 하면서 지사제로 증상을 억제하는 것은 우선순위를 무시한 행동이다. 약으로 배출 증상을 억제하여 체내에 O-157균이 증가하면 병이 호전되기는커녕 악화된다. 가이바라의 《양생훈》에는 '증상이 좋아진 후에 식사를 하라'고 분명히 말하고 있다.

이처럼 양생은 이미 오래전 일상에서 실천했던 것으로 결코 어렵지 않음을 알 수 있다. 자연을 따르면서 몸이 보내는 메시지를 있는 그대로 받아들여 생활한다면 기의 균형을 바르게 찾아나갈 수 있다.

자연의 기가 풍부한 음식을 먹는다

자연의 기를 많이 지니고 있는 음식을 섭취하는 것도 중요하다. 기가 충분한 음식은 적은 양으로도 포만감을 느낄 수 있으며 에너지를 효율적으로 보충할 수 있다.

아프리카에서 전통적인 생활을 지키며 살고 있는 원주민 마사이족의 이야기를 해보자. 그들은 우유를 표주박에 넣어 만든 원시적인 요구르트와 나무 열매만을 주식으로 하는 매우 검소한 식생활을 한다. 아이들이 벌레를 잡아먹기도 하지만 고기나 생선, 채소를 먹는 일은 매우 드물다. 그들이 이런 식사만으로 충분히 활동할 수 있는 것은 자연에 있는 것, 다시 말해 자연의 기가 풍부하게 담겨 있는 것을 먹기 때문이다.

반면에 우리는 인공적으로 재배한 음식을 먹고 있다. 재배는 많은 양의 식재료를 효율적으로 생산하는 방법이지만 그렇게 자란 음식은 기가 풍부하지 않다. 예컨대 수경 재배한 샐러드용 채소나 토마토에는 흙의 기가 없을 것이다. 게다가 최근에는 마치 식물공장과 같은 인공시설에서 유전자를 조작한 작물이 대량으로 재배되고 있다. 인공적인 환경 속에서 자란 작물은 자연의 기가 충분하지 않아 많은 양을 섭취해야만 활동에 필요한 에너지를 얻을 수 있다.

실제로, 영양학적인 측면에서 50년 전과 비교했을 때 당근의 베타카로틴β-carotene은 12분의 1, 셀러리의 비타민 C는 4분의 1로 감소했다는 보고가 있다. 에너지원이 되는 탄수화물이나 단백질, 지질의 양에는 변화가 없지만 비타민이나 미네랄 등의 보조영양소는 부족하여 대사가 충분히 이루어지지 못한다. 그리고 그것을 보완하기 위해 다시 많은 양의 음식을 먹어야 하며 결국 탄수화물이나 단백질, 지질이 과잉 섭취되어 비만을 초래하는 것이다.

중요한 것은 음식물의 양이 아니라 기의 양이 아닐까? 가급적이면 자연의 상태에서 자란 곡물이나 채소를 먹고 패스트푸드나 인스턴트 식품은 멀리하자.

신선은 안개를 먹으며 살았다는 말이 있는데 신선과 같이 자신의 주변에 있는 자연의 기를 자유로이 받아들일 수 있다면 음식은 필요 없을지도 모른다. 요가 수행자가 몇 년이나 단식을 계속하고 있다는 믿기 어려운 이야기도 인간의 몸과 기의 메커니즘이 사실이라면 전혀 불가능한 이야기는 아니다.

몸을 따뜻하게 한다

현대에는 몸을 차게 하는 문화가 우세하여 음의 기가 강해지고 있다. 몸을 의식적으로 따뜻하게 하여 냉기와 온기의 균형을 취하면 자연히 몸속의 음양도 조화를 이룬다.

예를 들어 배를 따뜻하게 하면 비장위의 기능이 좋아지고 음식물은 점차 수곡의 기로 변하여 정체된 기가 흐르게 되다. 혈血과 수水의 생산량도 늘어나고 혈액 순환도 좋아진다. 몸을 따뜻하게 하는 것은 기, 혈, 수의 흐름을 조절하는 데 매우 이로운 효과를 가져온다.

매크로바이오틱Macrobiotics, 음양론을 전제로 식재료와 조리의 균형을 중시하는 건강 장수법은 고대 그리스어인 'Macro크다'와 'Biotic생명'의 합성어로, 몸을 따뜻하게 만들어 기의 균형을 조절하는 건강법이다. 매크로바이오틱은 '양성의 음식을 섭취하여 음성으로 치우친 몸속의 환경을 조절한다'는 원리를 기본으로 삼는다.

단, 몸이 양의 상태에 있을 때 따뜻하게 하는 것은 오히려 역효과가 나타날 수 있다. 한 예로, 여섯 개의 외인 중 열과 불이라는 환경 요인이 몸속에 들어와 몸 어딘가에 열사기이 머물러 있는 상태를 들 수 있다. 위에 열이 머물면 구내염 증상이 나타나며 이때는 몸을 따뜻하게 하지 말고 황련해독탕黃連解毒湯을 이용해 위에 정체해 있는 열을 몰아내야만 한다. 여름과 같이 더울 때 이런 사기가 스며들 수 있으니 주의해야 한다.

청소를 한다

내가 참가한 기공 합숙에서는 청소도 기를 정화하는 수행의 하나라고 하여 화장실까지 직접 닦았다. 집안을 청소하고 깨끗하게 정돈하는 것도 기를 조절하는 데 효과가 있을 것이다.

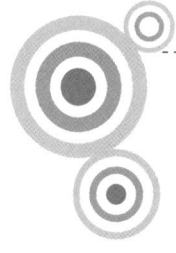

앞을 볼 수 없던 사람이 볼 수 있게 되고, 휠체어를 타던 사람이 서게 되다

기의 균형이나 흐름을 조절하여 병을 치유하는 것이 기공 치료다. 나는 진기광眞氣光, 일본 내 의료기공의 하나로 기를 파동과 에너지로 파악하여 질병 치료에 이용함의 기공사 나카가와 마사토의 기공 치료를 본 이후로 '기'라는 보이지 않는 힘의 존재를 믿게 되었다.

1995년 여름, 나라奈良에 있는 어느 지역 산속에서 열린 진기광 합숙에 참가했을 때 처음으로 기의 힘을 체험했다. 합숙에는 나카가와 씨의 치료를 받기 위해 참가한 사람이 많았으며 그들 중 대부분은 서양의학으로는 고칠 수 없는 병을 앓고 있었다. 나는 견학 목적으로 참가했었지만 은연 중에 어쩌면 지병인 다리의 혈관종이나 돌발성 난청을 앓고 있는 오른쪽 귀가 나을지도 모른다는 기대가 있었다.

드디어 나카가와 씨가 기공 치료를 하는 시간이 되었다. 그가 참가자들을 향해 기를 발산하자 그곳에 앉아 있던 사람이 춤을 추거나 신음소리를 내기 시작했다. 그 해는 종말론을 주장하는 옴진리교가 지하철에서 사린가스를 살포했기 때문에 그 순간 나는 '뭐야! 이런 곳에 오다니, 나도 참'이라며 후회하기 시작했다. 하지만 비싼 참가비를 내고 일부러 여기까지 왔는데 그대로 돌아갈 수는 없었다. 할 수 없이 눈을 감고 앉아 있는데 불현듯 집이 흔들리는 느낌을 받았다. 눈을 번쩍 뜨자 진동이 멎었다.

"이런 느낌이군. 기가 정말 있다니!"

보이지 않는 힘의 존재를 처음으로 실감한 순간이었다. 그 이후에도 합숙소에서는 믿을 수 없는 광경이 계속해서 펼쳐졌다. 망막색소변성이 있어 눈이 보이지 않았던 사람이 갑자기 볼 수 있게 되었으며, 신경 질환으로 휠체어 생활을 하던 사람이 일어나는 등 상식적으로 불가능한 일이 계속해서 일어났다.

물론 이런 이야기를 믿지 못하고 흔한 신흥종교의 일종이라고 의심할 수도 있다. 하지만 합숙에서는 특별히 이상한 일을 시키지는 않았다. 매일 현미 채식과 요가 수행, 화장실과 방 청소를 하며 하루하루를 보냈을 뿐이다. 수상쩍은 신흥종교단체처럼 '믿지 않는 사람은 구원받지 못한다'라고 위협하지도, 돈을 요구하지도 않았다.

그처럼 일상적인 생활을 하며 나카가와 씨가 발하는 기를 온몸으로 받아들이기만 했음에도 불구하고, 사람들은 병이 낫기 시작했다.

나는 지금껏 해오던 의료에 의문을 느끼지 않을 수 없었다.

도쿄공업대학의 세키 히데오 교수의 강연도 신선했다. 이야기를 경청하는 사이 기공은 앞으로 과학적으로 인정받을지도 모른다는 생각이 들었고 기공 치료에 대한 가능성을 굳게 믿게 되었다.

단지 주변 사람의 병이 놀라운 회복을 보이는 가운데 이상하게도 나의 병만은 전혀 나을 기미가 보이지 않았고 마침내 합숙 마지막 날을 맞았다. 그런데 그 마지막 날에 기쁜 사건이 기다리고 있었다.

"지금부터 이름을 부르는 사람은 별실로 와 주십시오."

호명된 사람은 열 명 정도였는데 내 이름도 들어 있었다. 별실에 들어가자 나카가와 씨가 '기를 발산하십시오'라고 말했다. 기를 발산하는 방법을 따로 배우지는 않았기 때문에 당황스러웠지만 눈동냥으로 익힌 것을 해 보았다. 나카가와 씨는 사람들 사이를 거닐며 한 사람 한 사람 자세히 살펴보았는데 아마도 기가 발산되는지의 여부를 확인했을 것이다. 얼마 동안 그렇게 한 후에 다시 방으로 돌아왔다. 그리고 나카가와 씨가 다음과 같이 말하는 것이 아닌가?

"지금부터 이름을 부르는 사람은 기공사의 자격을 얻었으므로 앞으로 더욱 분발해 주십시오."

놀랍게도 나의 이름도 호명되었다. 그 합숙은 기공사 양성 강좌이기도 했던 것이다. 기공 치료를 견학하기 위해 왔던 내가 기공사가 되리라고는 생각지도 못했지만 그 덕분에 클리닉에서 간단한 기공 치료를 행할 수 있게 되었다.

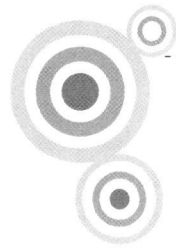
우주에 존재하는 좋은 기를
몸에 불어넣는다

기공 치료의 원리는 한마디로는 설명할 수 없다.

나카가와 씨는 '우주에 존재하는 좋은 기를 중계자로서 환자의 몸에 불어넣고 있을 뿐'이라고 말했다. 좋은 기를 불어넣고 사기를 몰아냄으로써 기의 균형과 흐름을 조절하여 정기正氣 상태가 되도록 치유하는 것이다. 하지만 모든 기공사가 기를 중계하여 기공 치료를 할 수 있는 것은 아니며, 기공에는 삼천여 유파가 있으므로 치료 방법 또한 매우 다양하다.

나도 진기광의 합숙에서 기공사로 인정받은 후 대학병원에서 기공 치료를 할 수 있게 되었다. 내가 맨 처음 기공 치료를 실시한 환자는 무릎의 통증을 호소하고 있었다. 나카가와 씨는 집중할 필요도 없고 '나아라, 나아라'라고 속으로 생각할 필요도 없다고 했다. 치료라고 해봐야 환부에 20초 정도 손을 얹고 있는 것이 전부였지만 놀라운 일이 일어났다. 환자의 무릎이 말끔히 나은 것이다.

"정말입니까?"

스스로 치료를 했으면서도 믿을 수가 없었다. 자신이 기를 발산하고 있다는 느낌이 없기 때문에 정말로 기가 나오는지 확신할 수 없었다. 그러자 환자는 이렇게 말했다.

"나았다는 말을 농담으로 하겠습니까?"

놀라운 결과에 나는 통증이 있는 다른 환자를 상대로 치료를 시작했다. 신장병으로 인공투석을 받는 환자는 몸 이곳저곳에 통증을 느껴 대부분 진통제를 복용한다. 나는 신장병 환자와 대화를 나누며 20초 정도 손을 얹고 기공 치료를 실시했다. 물론 나부터도 기를 정말 불어넣고 있는지, 어느 정도인지 알 수가 없었기 때문에 치료비를 받지는 않았다.

20명 정도의 환자를 치료하고 난 후, 나는 기공 치료가 투석환자에게 효과가 있다는 사실을 다른 의사에게도 알리고 싶어 일본 투석의학회에 사례 보고를 했다. 보고를 마치자 곧바로 '그것은 플라시보 효과(Placebo effect, 실제로 아무런 효과가 없는 약인데도 환자에게 강한 믿음을 심어주면 그 약으로 병이 낫는다는 이론. 위약효과라고도 함)가 아닙니까?'라는 질문을 받았다. 나는 다음과 같이 답했다.

"어쩌면 플라시보일 수도 있겠지만 어쨌든 좋지 않습니까? 약을 복용해도 낫지 않는 통증이 손을 얹는 것만으로 사라졌으니까요. 게다가 치료비도 들지 않았습니다. 이보다 멋진 일은 없을 겁니다. 비용을 들이지 않고 통증을 치료하는 플라시보 가운데 이 방법보다 더 좋은 것이 있다면 가르쳐 주십시오."

회장 안은 찬물을 끼얹은 듯 조용해졌다. 그 날 이후로 나는 투석의학회의 이단아로 통하고 있다.

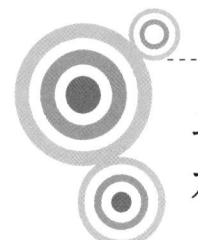
누구나 '보이지 않는 힘'을 지니고 있다

비단 기공사만 인간의 몸에 기를 불어넣을 수 있는 것은 아니다. 기는 누구든지 발산할 수 있으며 내기공內氣功을 배우면 스스로 자신의 기를 조절할 수 있게 된다. 내기공은 치유의 기공인 연기공軟氣功의 하나로, 타인에게 기를 방사하여 치료하는 외기공外氣功과 달리 주변의 기를 받아들여 자기 내부의 기 순환을 좋게 만드는 것이다.

내기공의 원칙은 조신調身, 몸의 자세를 바르게 하고 동작을 조정하는 것, 조식調息, 숨을 고르는 것, 조심調心, 정신과 의식, 감각, 정서, 사고 등을 조정하는 것이므로 몸과 호흡, 마음의 균형을 위해 노력하는 것만으로도 효과를 기대할 수 있다.

예컨대 기의 흐름이 정체되어 스트레스를 받을 때는 호흡으로 개선할 수 있다. 숨을 내쉴 때 의식적으로 시간을 들여 천천히 숨을 내

뱉으면 부교감신경의 활동에 영향을 주어 기분이 점차 편안해진다. 이 호흡으로 부교감신경을 활성화시켜 교감신경보다 우위인 상태가 되면 스트레스가 줄어들 것이다.

요가에는 기 개념이 없다. 다만 요가에는 '흐트러진 마음을 한곳으로 모음'을 뜻하는 고대 인도어 프라나Prana, 생명의 근원의 사고방식이 담겨 있다. 프라나 역시 기와 같은 것이므로 요가에도 아마 기를 조절하는 효과가 있을 것이다.

인간의 몸은 모두 기로 형성되었다는 이야기를 황당하게 여기거나 기공 치료의 효과를 믿지 못하는 사람도 있을 것이다. 물론 오늘날의 과학으로 자연이 정말 에너지를 가지고 있는지 또는 기로 만들어졌는지를 증명하기는 어렵다. 기는 눈에 보이지 않으며 에너지의 양을 측정하여 수치화할 수도 없다.

'과학적 근거가 없다면 믿을 수 없다'라고 한다면 더 이상 할 말은 없지만, 과연 과학이 모든 현상의 해답이 될 수 있을까? 다음과 같은 질문에 답할 수 있는 과학자는 없을 것이다.

"사람은 어째서 태어나는 것일까? 사람은 어째서 죽는 것일까?"

"왜 사람은 팔십 정도에 그 수명을 다하는 것일까? 왜 개나 고양이는 20여 년밖에 살지 못하는 것일까?"

이 세상에는 과학으로 설명할 수 없는 것이 너무나 많다. 나는 그 이유를 현시점에서의 과학 수준이 너무 낮기 때문으로 이해한다.

나는 기공의 세계를 알고 난 후 인간에게 보이지 않는 힘이 존재한다는 사실을 확신했다. 그리고 기공 치료를 계기로 아유르베다나 동종요법, 꽃요법Flower remedy, 플라워 레메디 등 보이지 않는 힘을 이용한 대체의학을 연구하며 치료에 활용해 오고 있다.

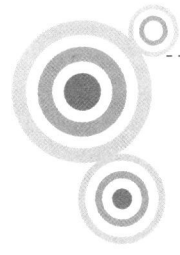
모든 병을 치료할 수 있는 기공사는 존재하지 않는다

기를 이용한 치료는 전 세계에서 실행되고 있다.

영국의 영적 치유Spiritual healing, 미국의 접촉요법Therapeutic touch은 이름은 다르지만 모두 기공 치료이다. 예수나 부처가 행했던 것도 분명 기공 치료일 것이다. 그들은 자유자재로 기를 다룰 수 있었기 때문에 손을 얹는 것만으로 모든 병을 치유할 수 있었던 것이 아닐까?

하지만 예수나 부처의 영역까지 도달한 기공사는 이 세상에 없을 것이며 내 오른쪽 귀가 그 증거이다. 미국 유학 후에 돌발성 난청에 걸린 나는 지금도 청력을 회복하지 못하고 있다.

"어떤 병이든 고칠 수 있다."

이렇게 단언하는 사람이 눈앞에 나타난다면 나는 이렇게 말한다.

"그러면 나의 귀를 고쳐 보시오."

물론 지금까지 성공한 사람은 아무도 없었다. 그중에는 '시간이 좀 더 있으면 고칠 수 있다'라고 말하는 사람도 있지만 다음 제안에는 아무도 동의하지 않았다.

"어느 정도의 시간이면 나을 수 있습니까? 당신이 말하는 기간에 귀가 완전히 낫는다면 나는 평생에 걸쳐 당신에게 10억 원을 드리겠습니다. 대신 그 기간에 귀가 낫지 않으면 당신이 나에게 10억 원을 주십시오."

결국 그 정도까지는 자신이 없어서일 것이다. 그들 중에는 자신의 힘을 악용하는 예도 있으므로 주의해야 한다. 기를 악용하면 그것은 사기로 변한다. 사기를 몸 안에 넣으면 병이 호전되기는커녕 화가 된다.

진정으로 능력이 있는 기공사도 많지만 아무리 실력이 있다고 해도 모든 병을 치유할 수는 없다. 진기광의 나카가와 씨는 뇌경색으로 쓰러졌을 때 이렇게 생각했다고 한다.

'어떤 사람의 병이든 모두 고친 결과 이런 병에 걸렸을지도 모른다. 그중에는 고쳐서는 안 되는 사람도 있었을 것이다.'

그리고 그는 합숙 중에 줄곧 다음과 같은 말을 했다.

"깨달으시오."

이미 고인이 된 나카가와 씨에게 그 참된 뜻을 확인할 길은 없지만 아마도 '어째서 병에 걸렸는지 이유를 생각하고 스스로 그 원인을 깨달으시오'라는 의미였으리라.

병의 원인은 환자에게 있다. 본인이 그것을 깨닫고 자신을 바로잡으려는 노력이 뒷받침되지 않은 상황에서 다른 사람이 멋대로 병을 치유해서는 안 될뿐더러, 온전히 치유되지도 않는다.

깨달아야 한다는 나카가와 씨의 말은 가슴 깊이 남아 있다. 그리고 이 말을 기초로 '환자에게 보내는 메시지'가 탄생했다.

"병은 당신의 몸과 마음이 보내는 메시지이므로 그것을 깨달으십시오. 그 메시지에 답해 자신을 바로잡으면 병은 자연히 낫거나 더 이상 나빠지지 않을 것입니다."

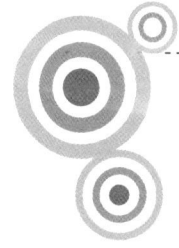

꽃이 지닌 에너지로
병을 치유한다

자연의 에너지를 이용한 치료법은 기공 이외에도 매우 다양한데, 대표적인 것이 꽃요법Flower remedy이다. 20세기 초반 영국의 의사이자 세균학자였던 에드워드 바크Edward Bach, 1886~1936년 박사가 확립한 치료법이다.

동종요법을 치료에 활용했던 박사는 그것만으로는 잘 회복되지 않는 사례의 해결책을 모색하고 있었다. 박사는 다음과 같이 생각했다.

"병의 원인은 모든 사람의 감정, 의식, 잠재의식 속에 있는 것이 아닐까? 심리적 문제를 해결하지 않는 한 병은 완치되지 않을 것이다."

그리고 어느 날, 이슬이 내려앉은 꽃을 보고 꽃에는 마음을 다스리는 힘이 있음을 깨달았다고 한다. 그리하여 박사는 꽃의 에센스를 이용해 인간의 소극적 감정을 조절하고 몸의 병도 치유하는 치료법을 독자적으로 확립하여, 스코틀랜드의 야생화로 37종, 바위틈 샘물로 1종의 꽃 에센스를 만들었다.

예를 들면 막연한 공포에는 백양꽃Aspen을, 구체적인 대상이 있는 공포에는 미물루스Monkey flower를 사용한다. 자신감이 없고 안절부절 못하는 사람에게는 라치Lach, 반대로 남의 말에 귀를 기울이지 않는 폭군 유형에는 바인Vine이 효과적이다. 몇 번이나 같은 실수를 거듭하는 사람에게는 체스트넛 버드Chestnut bud, 다른 사람 앞에서만 좋은 사람인 척 하는 사람에게는 아그리모니Agrimony, 분명하게 'NO'라고 말하지 못하는 사람에게는 센토리Centaury를 사용하는 등 소극적 감정에 맞는 다양한 꽃 에센스가 정해져 있다.

특정 감정에 어떤 꽃이 적합할지에 대한 법칙을 박사가 어떻게 발견했는지 아무도 모른다. 혹시 박사는 초자연적 능력으로 자연의 예지를 느낀 것은 아닐까?

만드는 법도 매우 독특하다. 태양법으로 만들 경우, 맑은 날 아침 아홉시 전에 밤이슬을 머금은 신선한 꽃을 따는 것부터 시작하여 깨끗한 물을 담은 그릇에 그 꽃을 띄우고 3시간 정도 햇빛에 놓아두었다가 꽃을 건져낸다. 이렇게 만든 물에 방부제로 브랜디를 첨가하는 것이 꽃 에센스의 모액이며 환자의 상태에 따라 38종의 모액을 혼합한 다음, 물로 희석해 사용한다.

종합하자면 태양의 에너지를 빌리고 꽃이 지닌 에너지를 물로 옮긴 것이지만 그 원리는 아무도 증명할 수 없다. 과학적으로 꽃 에센스는 아무 성분도 포함되지 않은 단순한 물에 지나지 않기 때문에 꽃 에센스로 치료한 환자를 검사해도 그 효과나 메커니즘은 규명할 수 없다.

다만, 꽃 에센스도 동종요법과 같이 이중맹검법이 시행되고 있으며 임상실험 결과가 논문으로 상세히 정리되어 있으므로 대체의학의 하나로 이용해도 문제는 없다.

자연의 예지로 탄생했다고 생각할 수 있는 치료법은 이뿐만이 아니다. 예컨대 호주 원주민인 아보리진Aborigine이나 미국 원주민인 인디언이 아주 오래전부터 이용해 온 에센스도 꽃 에센스와 유사하다. 한방약도 누가 언제 만들었는지, 어떻게 배합 비율을 정했는지 그 유래조차 알 수 없다. 가령 감기 증상에 사용하는 계지탕桂枝湯은 몸이 허약한 사람에게도 쓸 수 있는 약으로 감기 기운이 아직 체표 가까이에 있을 때 사용하지만, 배합하는 작약芍藥의 양을 두 배로 늘리기만 하면 내장까지 침투한 병에도 사용할 수 있는 약이 된다.

작약의 양을 늘리는 것이 어떠한 원리로 완전히 다른 효과를 발휘하는지는 아직 알려지지 않았다. 아마도 한방의학의 고전이 만들어지기도 훨씬 전에, 역시 초자연적인 능력을 지닌 사람이 '이 식물과 이 식물을 이 정도의 비율로 혼합하면 분명 이 질병에 효과가 있을 것이다'라는 자연의 예지로 다양한 한방약을 만들어냈을 것이다.

자연의 예지는 인류에게 수많은 축복을 베풀어 온 것이다.

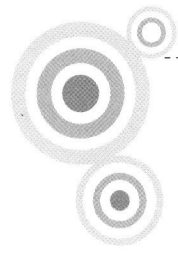
심리적 문제에 효과를 발휘하는 꽃요법

꽃요법의 효과를 과학적으로 증명할 수는 없지만 꽃 에센스를 사용하여 증상에 변화가 생긴 환자가 많은 것은 분명 사실이다.

특히 불안장애 환자에게서 뚜렷한 효과를 보였는데, 이와 같이 심리적 문제가 질병의 원인일 때는 꽃 에센스가 매우 탁월한 효과를 발휘한다. 약으로는 증상을 조절하지 못했던 환자가 꽃 에센스로 회복한 사례도 있다.

한 환자에게는 내가 먼저 꽃요법을 제안했다. 증상이 심각함에도 불구하고 약이 듣지 않아 이제 어떻게 하면 좋을지 모르겠다며 걱정하는 환자가 너무나 안쓰러워 '치료법은 환자 자신이 결정하게 한다'는 기본 규칙을 깼던 경우다.

환자에게는 '불안감 때문에 안정이 안 될 때는 하루에 몇 번이든 마셔도 좋다'라고 말하고 에센스 30cc가 든 병을 건넸다. 그 병에 들어 있는 에센스의 모액은 단 두 방울. 그것을 물에 희석한 것으로 환자는 스포이트를 이용해 한 번에 네 방울씩 덜어 그대로 또는 음료수에 섞어 복용했다.

환자는 처음에 건넨 병을 이틀 만에 모두 마셔 버렸다. 하루에 네 번 정도라는 기본적인 사용법을 지키면 보통은 2~3주 정도를 복용할 양이었다. 이것만 보아도 환자의 증상이 얼마나 심했는지 상상할 수 있을 것이다. 그 후에도 이틀 만에 에센스가 바닥나는 상황이 계속되었다.

하지만 시간이 얼마 지나자 에센스를 가지러 오는 간격이 조금씩 길어져, 3일이 되고 일주일이 되었으며 결국은 에센스가 없어도 괜찮을 만큼 불안장애에서 완전히 벗어나 있었다.

다른 사람의 감정을 조절하는 데에 꽃 에센스가 효과적이었던 경우도 있다. 영업사원인 환자는 독재자 성격의 상사를 견딜 수가 없으며 그 스트레스 때문에 자신이 죽을 것만 같다고 호소했다. 나는 그 상사가 스트레스의 원인일 것이라는 생각에 폭군 유형의 사람에게 사용하는 바인을 처방하여 상사의 차에 섞어 보라는 말과 함께 에센스를 건넸다.

원래 꽃 에센스는 본인의 감정을 조절하기 위해 사용하는 것으로, 전혀 모르는 사람에게 투여하는 것은 사도邪道이지만 너무나 피폐한 그의 모습에 결국 '조금만 해 볼까?'라고 마음이 움직였다. 게다가 꽃 에센스는 자신이 '감정을 억누르자'라고 생각하면서 사용하는 쪽이 좀 더 높은 효과를 기대할 수 있으므로 아무것도 모르는 상사에게 에센스를 투여했을 때에도 효과가 나타날지는 나도 확신할 수가 없었다.

하지만 즉시 효과가 나타났다. 에센스를 마신 상사는 갑자기 기운이 없어 보이는가 싶더니 판매 성적까지 떨어졌다고 한다. '어떻게 하지요?'라는 그에게 에센스를 중단하도록 지시하자, 상사가 원래 상태로 되돌아가는 등 예상 이상의 놀라운 효과를 보였다.

이후 스트레스의 원인이 특정 인물에 있다는 것이 분명하게 드러나는 환자에게는 상대의 감정을 조절하는 에센스를 처방하기도 한다. 남편이 전혀 도와주지 않아 스트레스 속에서 육아로 고군분투하는 여성 환자에게 에센스를 건넨 적도 있다. 그러자 그때까지 꼼짝하지 않던 남편이 갑자기 적극적인 자세로 바뀌어 도와주었다고 한다.

사도일지 모르지만 병의 진짜 원인이 다른 사람에게 있고, 그 사람에게 해를 입히지 않는 정도에서 그 원인을 제거하는 것, 이것도 부득이한 상황에서 할 수 있는 치료의 한 방법이 아닐까?

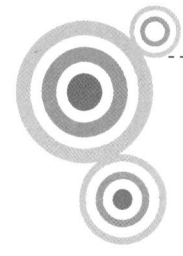

꽃요법과 동종요법은 병행할 수 있다

 꽃요법의 치료 대상은 심리적 문제에 기인하여 증상이 나타나는 사람으로, 몸의 병과는 달리 의학적인 전문지식 없이도 이용할 수 있다. 예컨대 환자의 마음을 이해할 수 있는 지식과 기술을 가진 카운슬러라면 효과적으로 꽃 에센스를 사용할 수 있을 것이다.
 게다가 꽃 에센스는 성분상으로는 물과 유사하므로 약이나 동종요법을 사용할 때 따를 수 있는 부작용과 같은 위험이 없어 다른 치료법과 병행하여 실시하는 예도 많다.
 동종요법과 꽃요법을 병행하는 경우도 적지 않다. 심리적 문제를 안고 있는 환자가 어떤 증상으로 고통을 받고 있다면 심리적 문제에 효과가 있는 꽃요법과 육체적 문제에 효과가 있는 동종요법을 함께 실시한다.

 동종요법은 투여 빈도가 다양해 레메디를 매일 복용하는가 하면 1개월에 3번밖에 복용하지 않을 때도 있다. 그 중에서도 희석도가 높고 에너지 수준이 높은 레메디는 투여 횟수가 극적으로 감소하여 1개월에 1회만 복용한다고 한다. 하지만 환자 중에는 매일 약을 먹지 않으면 불안을 느끼는 사람도 있을 것이다. 특히 심리적으로 문제를 안고 있는 환자는 불안이 증상을 더욱 악화시킬 수도 있다.

 이 때 효과적인 것이 꽃 에센스이다. 꽃 에센스라면 하루에 4번 복용하는 것이 기본이므로 환자가 안심할 수 있다. 심리적 문제가 해결된다면 증상이 개선될 확률도 높아진다.

 "여러 종류의 치료를 병행해도 괜찮을까?"

 이 같은 우려도 있을 수 있지만 약으로서 꽃 에센스의 역할은 꽃의 에너지를 그대로 전달한다는 것에 있다. 한편 동종요법의 레메디는 건강한 사람이 복용하면 무언가 증상이 나타나는 것으로, 병과 유사한 정보를 몸에 투입하여 자기치유력을 발휘하게 한다. 다시 말해 동종요법의 레메디는 백신과 같은 작용을 한다. 정반대의 효과를 내는 것들을 처방하는 실수를 하지 않는 한, 약으로 작용하는 것과 백신 작용을 하는 것은 몸속에서 싸움을 하지 않는다. 그렇기에 꽃요법와 동종요법은 안심하고 병행할 수 있는 것이다.

제5장

'온기'로 건강해진다

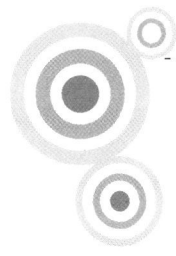

냉기는 미병의 대표 선수

'냉기'란 어떤 증상일까?

몸이 차가운 사람의 대부분은 '손발이 시려 밤에도 좀처럼 잠을 이룰 수가 없다, 한여름에도 무릎담요가 없으면 생활하기 어렵다' 등의 자각 증상을 보인다. 하지만 이런 증상이 있어도 검사 수치에는 별다른 이상이 나타나지 않으므로 냉기로 고통을 겪고 있음에도 불구하고 대개는 체질이니 어쩔 수 없다거나 병이 아니니 참자며 체념하기 일쑤다. 실제로 일반 병원에 가서 '손발이 차서 괴롭습니다'라고 호소해도 의사는 아무런 대책을 마련해 주지 못한다. '냉기는 병에 속하지 않으므로 내버려 두어도 괜찮다'라는 견해가 존재하는 것도 하나의 이유가 될 것이다.

서양의학에는 냉기의 개념이 없어 병태로 다루지 않는다. 하지만 한방의학에서는 냉기를 미병의 대표적인 증상 중 하나로 본다.

미병未病이란 병이 되기 전의 상태를 뜻한다. 다시 말해 병의 징후로써 무언가 자각증상은 있지만 검사 수치에는 이상이 없는 것, 또는 자각증상은 없지만 검사 수치에 이상이 있는 것을 가리킨다. 단 후자를 미병으로 본 것은 과거의 이야기로, 현재는 의학적인 접근이 확립되어 있기 때문에 미병은 '자각증상은 있지만 검사 수치에 이상이 없어 생리학적으로 다룰 수 없는 것'으로 생각해도 좋다.

이것은 냉기의 증상 바로 그 자체이다. 냉기는 미병 상태이며 그대로 방치하면 심각한 병을 초래하는 원인이 될 확률이 높다. 병까지 발전하지는 않더라도 몸에 끼치는 나쁜 영향은 헤아릴 수 없을 정도다. 이 같은 이유로 한방의학에서 냉기는 적극적인 치료 대상이다.

한방의학적 관점에서 냉기는 기, 혈, 수의 균형이 깨져 발생한다. 즉 내인, 외인, 불내외인이 몸에 영향을 미쳐 기나 혈의 흐름을 나쁘게 하거나 기의 생산을 억제하여 몸에 에너지가 부족해지고 결국 체온이 낮아져 냉기가 생기는 것이다. 그래서 냉기 증상이 나타나는 사람에게는 대부분 기나 혈을 보충하는 보제補劑, 또는 기를 돌게 하는 기제氣劑, 피를 돌게 하는 구어혈제驅瘀血劑를 처방한다.

보제의 기본은 인삼과 황기를 넣은 삼기제蔘耆劑로, 대표적인 것이 보중익기탕補中益氣湯과 십전대보탕十全大補湯이다. 이것은 위장의 활동을 돕고 후천적 기인 수곡의 기, 다시 말해 에너지 생산을 촉진한다.

기제로는 향소산香蘇散이나 반하후박탕半夏厚朴湯처럼 향이 강한 약을 사용하며, 당귀작약산當歸芍藥散이나 가미소요산加味逍遙散, 계지복령환桂枝茯苓丸은 구어혈제의 대표적인 약제이다.

  여기에 소개한 것 외의 한방약을 사용하는 경우도 적지 않으며 같은 냉기라도 사람에 따라 처방하는 약은 매우 다양하다. 한방의학은 진찰을 할 때 사진四診 즉 망진望診, 문진聞診, 문진問診, 절진切診이라는 전통적인 방법을 사용하는데 환자의 체격이나 얼굴색, 표정, 목소리, 말투, 맥, 혀, 배의 상태 등으로 그 사람의 몸에 관한 정보를 모으거나 문진問診으로 그 사람의 생활방식이나 심리 상태를 파악한다. 그런 후에 환자의 병태나 심신의 상태에 가장 적합한 한방약을 처방하므로 '냉기에는 이 약'이라는 공식이 없다.

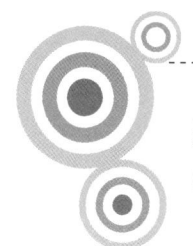
저체온은 자기치유력을 방해한다

그러면 서양의학에서는 냉기를 어떤 병태로 파악하는 것이 좋을까? 서양의학에서는 저체온과 순환기능상실을 냉기의 주요 병태로 보고 있다.

저체온이란 문자 그대로 체온이 낮은 상태이다. 저체온의 경우에는 본인에게 냉기의 자각증상이 없는 경우도 있으므로 주의해야 한다. '나는 냉기와는 무관한 사람이다'라고 생각해도 자신이 모르는 사이에 몸이 차가워졌을지 모른다. '설마'라고 생각한다면 체온을 재보자.

"36도이므로 보통이다."

이렇게 안심하는 것은 섣부른 판단이다. 1950년대의 평균 체온은 약 36.9도였는데 이 숫자를 보고 이상하다고 생각하는 사람이 많을 것이다. 대부분의 현대인은 일반적인 평균 체온을 36~36.5도 정도로 알고 있으며 실제로 평균 체온이 36도 이하인 사람도 늘고 있는 실정이기 때문이다.

하지만 체온은 36.5~37도인 상태, 다시 말해 약 반세기 전의 체온이 이상적인 수치라 말할 수 있다. 자기치유력을 충분히 발휘하여 평형역동성을 유지하고 심신 모두 건강하게 살려면 체온이 이 정도는 유지되어야 한다.

인간의 몸속은 매우 다양한 생체반응과 면역반응을 일으키며 평형역동성을 유지하고 있다. 생체·면역반응의 촉매 역할을 하는 것은 효소이며 효소의 활동은 체내 온도와 pH에 따라 좌우된다. 그러나 인간의 몸, 특히 혈액 속 pH는 폐나 신장이 정상으로 기능하는 한 거의 7.4로 유지되므로 효소의 활성을 결정짓는 것은 결국 체온이라 할 수 있다.

인간의 몸속에서 효소가 가장 활발하게 활동할 수 있는 온도는 38~40도이다. 몸속 중심체온과 체표의 겨드랑이 밑 체온은 약 1도의 차이가 있으므로 이상적인 체온은 37도라고 말할 수 있다. 과거 체온이 약 37도였던 것은 매우 바람직했음을 알 수 있다.

그렇다면 현대인의 체온은 왜 이렇게까지 낮아진 것일까? 혈액은 온도에 관해서도 평형을 유지하려는 기능을 지니고 있는데, 그중에서도 특히 생명활동 유지에 중요한 역할을 하는 장기의 온도를 우선

적으로 유지하려고 노력한다. 예를 들어 추운 장소에 가면 가장 먼저 손발이 차가워질 것이다. 그것은 장기의 온도를 유지하기 위해 해당 부위로 혈액이 몰리면서 손발의 혈류량이 급격히 떨어지기 때문이다.

그러나 온도의 조절기능은 pH만큼 엄밀하지 않다. 손발이 차가워지면 그 부위를 흐르는 혈액도 당연히 차가워지며 그 혈액이 체내로 되돌아가면 체내 온도도 조금씩 내려가게 된다. 손발이 차가운 상황이 오래 지속되지 않는 한 체온은 곧 회복되겠지만, 현재와 같이 에어컨이나 냉장고의 보급으로 항시 서늘한 환경에 노출되면 체내 온도는 회복은커녕 점점 내려가게 된다. 그런 과정에서 어느 사이엔가 평균 체온이 0.5~1도나 내려간 것이다.

체내 온도가 1도 내려가면 대사기능은 12~20%, 면역기능은 20~30% 저하되며 효소 활성은 50%나 떨어지는 상황도 생긴다. 대사가 저하되면 열 생산도 감소하게 되어 몸은 점점 차가워진다. 유전자의 수복효소의 활성도 떨어지고 수복기능이 충분히 작용하지 않게 된다. 결국 이상단백질이 증가하고 암이 발생할 확률이 높아진다.

SOD$_{Superoxide\ dismutase}$효소나 글루타티온 과산화효소$_{Glutathione\ Peroxidase}$의 활성이 떨어지면 활성효소를 중화하지 못하여 세포의 노화가 진행된다. 일산화질소 합성효소가 활동하지 않게 되면 혈압 강하 기능을 가진 일산화질소가 생성되지 않아 혈압을 조절할 수가 없다. 뇌내 트립토판$_{Tryptophan,\ 필수아미노산}$으로부터 세로토닌을 만드는 속도가 감소하면 신경전달물질이 부족하게 되어 정신 질환이 발생하는 경우도 생각할 수 있다.

한 마디로, 냉기가 만병의 근원이다.

몸이 차가워진다고 바로 생명이 위태로워지는 것은 아니지만 냉기를 방치하면 몸의 기능이 저하되고 만성적인 증상을 초래해 심각한 질병에 이를 수 있다. 따라서 그전에 자신이 저체온이라는 것, 의식하지 못하는 사이에 체온이 낮아지고 있다는 것을 인식하고 냉기를 해소하기 위해 노력해야 한다.

특히 남성은 여성보다 건강에 무관심한 편이어서 냉기에 대해 적극적인 대책을 세우는 사람이 거의 없다. '나는 괜찮다'라는 근거 없는 자신감을 가진 사람이 많은 것이다. 그 때문에 남성은 대개 우울증이나 암 등 이미 매우 심각한 질환에 걸린 상태에서 병원을 찾게 되는데 그때는 이미 손을 쓰기에 늦은 상황일 수 있다.

자신의 체온이 낮다는 사실부터 깨닫고, 몸을 따뜻하게 만들기 위한 노력을 하며 자기 몸에 관심을 기울인다면 이러한 비극은 막을 수 있을 것이다.

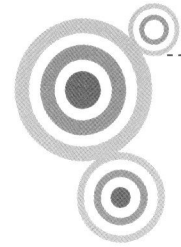

체온이 올라가면 혈액 순환이 좋아진다

체온이 떨어지면 냉기의 영향으로 순환기능상실이 일어난다.

혈액은 온도에 따라 점도가 달라진다. 혈액의 온도가 낮으면 점도가 강해져 끈적끈적한 상태가 되고 온도가 높으면 점도가 낮아져 혈액 순환이 좋아진다. 결국 체온이 떨어지면 혈액의 흐름은 정체된다.

혈액의 흐름이 정체되면 어떤 일이 생길까? 혈액은 적혈구와 백혈구, 혈소판, 혈장 등의 성분으로 이루어져 있으며 각각의 요소는 저마다 중요한 역할을 맡고 있다. 적혈구는 산소를 몸속 세포로 운반하고 백혈구는 면역기능을 담당한다. 혈소판은 손상된 혈관을 회복시키고 혈장은 영양소와 노폐물, 열을 운반한다.

저체온으로 혈류가 정체되면 체내 세포에 산소나 포도당, 아미노산을 운반할 수 없게 된다. 생체반응을 유지하기 위한 원료를 보내지 않으면 세포의 대사기능이 저하되어, 필요한 것은 만들지 못하고 불필요한 것은 제거하지 못하는 상태가 된다. 면역을 담당하는 백혈구가 적시에 필요한 장소에 도달하지 못하면 면역력이 떨어져 몸을 방어할 수가 없다. 혈소판을 운반하지 못하면 손상된 혈관에 노폐물이 쌓여 혈관이 좁아지고 혈액의 흐름이 점점 나빠지는 악순환에 빠진다. 그리고 혈류가 정체되면 혈장이 열을 운반할 수가 없고, 따뜻한 혈액이 흐르지 않으면 혈관은 더욱 수축하고 혈액의 흐름 역시 악화되어 체내 온도도 점차 내려갈 것이다.

다시 말해 저체온이 순환기능상실을 낳고 순환기능상실은 저체온을 더욱 악화시킨다.

소장을 예로 생각해 보자. 소장은 피부의 200배가 넘는 면적을 지닌 기관으로, 그곳을 흐르는 혈액 속에는 전체의 60~70%에 이르는 림프구가 존재한다. 백혈구의 하나인 림프구는 면역을 담당하는 세포이다.

그런데 왜 이렇게 많은 면역세포가 소장에 모여 있는 것일까? 외부에서 인간의 몸으로 들어오는 것은 공기와 음식물이다. 코로 들어온 공기는 폐에 도달하기까지 많은 관문을 통과하는 데 비해 입으로 들어온 음식물은 목에 있는 편도라는 면역기관을 통과하면 아주 간단하게 위를 지나 소장에 이른다. 그렇기 때문에 소장에는 많은 림프구가 존재하며 이 림프구가 장내 유익균과 반응하여 체내에 들어온 세균이나 바이러스 등의 이물질을 제거한다.

그런데 저체온으로 소장의 혈액이 정체되면 이들 림프구가 정상적으로 기능하지 못해 면역기능은 저하되고 몸을 방어할 수 없게 된다. 그 결과 건강한 상태라면 걸리지 않을 감염 질환에 걸리거나 알레르기성 질환, 교원병, 나아가서는 암이 발병할 수 있다.

그리고 순환기능상실로 체온이 낮아지면 소장의 기능도 떨어진다. 소장의 소화·흡수기능이 떨어지면 음식물이 충분히 소화되지 못한 채 체내로 흡수되고, 몸은 에너지가 되어야 할 음식물을 이물질로 인식하여 항원항체반응을 일으킨다.

최근에는 이것이 알레르기의 원인일 수 있다는 논의가 일기 시작했다. 미국에서는 알레르기에 요구르트가 효과적이란 주장이 있는데, 요구르트를 섭취하면 장내 유익균이 증가하고 소장의 소화·흡수기능이 좋아진다는 것이다. 음식을 충분히 분해하여 항원항체반응을 예방하고 정상적인 면역반응을 유지한다는 이론에는 일리가 있지만, 요구르트는 몸을 차게 만드는 데다 동물성 유산균은 살아 있는 채로 장까지 도달하지 못한다는 단점이 있으므로 효과 측면에서는 확신할 수가 없다. 유산균 생성물질이 함유된 건강보조식품이나 발효식품을 먹는 것은 어느 정도 효과가 있을 것이다.

이처럼 체온이 내려가면 음식물의 소화와 흡수기능이 떨어지고 면역력도 저하되는 등 건강에 많은 악영향이 미친다. 그러므로 세심한 주의를 기울여 적절한 체온을 유지하도록 해야 한다.

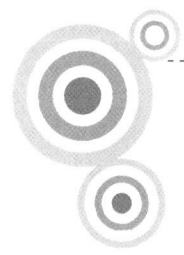
마음이 차면 몸도 차갑다

냉기는 통합의료적인 접근을 시도하는 데 매우 적합한 병태이다.

냉기는 동양의학 특유의 개념이다. 서양의학에는 냉기라는 개념이 없어 냉기를 영어로 번역하려 해도 적당한 말을 찾기 어려운데, 굳이 말하자면 'Chill'이라는 단어가 가장 가까울 것이다.

명칭부터가 이 정도이니 냉기에 대한 서양의학적 접근이 확립되어 있을 리 없으며 냉증 치료에 사용할 수 있는 약 또한 없다고 봐야 한다. 한편, 동양의학은 물론 그 외의 대체의학에서는 냉기에 대한 접근이 활발히 이루어지고 있다. 게다가 돈을 들이지 않고 스스로 할 수 있는 대책도 많으므로 '냉기를 치료하는 데 돈을 쓰고 싶지 않다'는 사람에게도 다양한 접근을 시도해 볼 수 있을 것이다.

통합의료 측면에서 보면 냉기는 본보기와 같은 병태이다. 예컨대 동종요법에서의 기본적인 접근은 차가운 성질을 가진 레메디를 환자의 상태를 고려해 투여하고 냉기에 대한 자기치유력을 이끌어내는 것으로, 냉기에 사용하는 레메디는 450여 종이나 존재한다. 모든 레메디는 자연에서 얻는 것으로 북쪽 지방에 서식하는 동물, 식물을 포함해 광물도 있으며 차가운 바다 밑이나 높은 산의 한랭지에 존재하는 것도 있는 등 그 원천이 다양하다. 때문에 냉기에 관련된 레메디는 450여 종에 이어 앞으로 더 늘어날 수도 있다.

꽃 에센스는 38종밖에 없지만 심리적 냉기에 매우 효과적이다. 심리적 냉기란 스트레스나 우울, 의기소침 등 소극적인 감정이 사람의 마음이나 잠재의식의 균형을 깨뜨린 상태를 말한다. 예컨대 의기소침하여 항상 주뼛거리는 사람에게는 라치Lach를, 다른 사람 앞에서 긴장한 나머지 'NO'라고 말하지 못하는 사람에게는 센토리Centaury를 사용한다. 그 밖에 항상 죄의식에 사로잡혀 있는 사람에게는 파인Pine, 과거에만 집착하는 사람에게는 허니서클Honeysuckle, 항상 혐오의 감정이 솟는 사람에게는 화이트 체스트넛White Chestnut 등 마음을 차갑게 만드는 감정의 종류에 따라 38종의 에센스를 다르게 사용한다.

마음의 냉기는 몸의 냉기와 관련이 있다. 마음이 차면 교감신경이 우위가 되고 혈관이 수축하는데 이 상태가 계속되면 만성적인 순환기능상실이 되어 몸이 점차 차가워진다. 클리닉을 찾는 환자 중에도 마음의 냉기가 원인이 되어 몸이 차가워진 사람이 적지 않다.

환자 중에 너무 추워 잠을 잘 수가 없다고 호소하는 여성 한 명이 있었다. 그 여성의 이야기를 듣던 도중 그녀가 남편에 대해 심한 분노를 느끼고 있다는 사실을 알 수 있었다. 35년 전에 남편이 바람을 피운 것에 대해 지금도 용서할 수 없다고 말했다. 이것이 냉기의 원인임을 직감한 나는 꽃요법으로 분노와 증오의 감정을 조절하는 홀리Holly를 처방했다. 과거에 집착하는 사람에게 사용하는 허니서클, 항상 같은 감정에 사로잡혀 있는 사람에게 사용하는 화이트 체스트넛도 혼합했다. 그러자 그녀는 어느 날 갑자기 다음과 같이 털어놓았다.

"선생님, 남편의 바람기에 집착하는 것은 왠지 바보 같다는 생각이 들었습니다."

남은 인생을 좀 더 즐겁게 살고 싶어 남편이 받은 퇴직금으로 놀러 가기로 했다며 밝은 얼굴로 말했다. 이 같은 그녀의 변화가 꽃 에센스 때문인지 증명할 수는 없지만 나는 꽃 에센스의 보이지 않는 힘이 작용한 것이라고 믿고 있다.

몸이 차가워진 원인이 자신의 감정에 있다는 것을 깨닫는 환자는 그리 많지 않다. '춥다, 차다, 잠을 잘 수 없다'라며 자신이 처한 괴로운 상황밖에 보지 못하는 것이 대부분으로, 몸이 차가워진 원인이 감정에 있다고는 상상조차 하지 못한다.

따라서 냉기에 대해 통합의료적 접근을 시도할 때도 나의 진찰 스타일은 크게 다르지 않다.

"당신 안에 원인이 있을 겁니다. 우선 하루의 아침을 시작한 이후 다음날 아침을 맞을 때까지 어떤 생활을 하고 있는지 검토해 봅시다."

이렇게 말하고 환자 자신이 스스로 문제를 발견하게 한다. 갑자기 치료를 제공하거나 치료 방법을 제안하는 것은 금물이다. '스스로 체온을 올려보고 나서 생각해 봅시다'라며 우선 환자 자신이 직접 몸을 따뜻하게 하는 노력을 하게 한다.

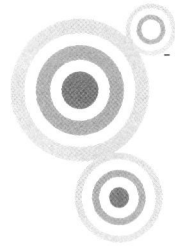

체온 저하를 막고
열을 내는 네 가지 힌트

문명의 발달이 우리 몸의 열 생산 능력을 저하시키고 있다.

에어컨의 보급은 체온을 조절할 필요가 없는 환경을 만들고 교통기관의 발달은 운동을 하지 않아도 되는 환경을 만들고 있다. 현대 사회는 체온을 저하시키는 요소로 가득하므로 그냥 내버려두면 그 현상은 계속 가속될 것이다. 몸이 차가우면 자율신경의 균형이 깨지고 면역과 대사의 기능도 저하된다. 자기치유력이 작동하지 않게 되고 평형역동성을 유지하는 것이 힘들어진다.

한 수의사에 따르면 동물의 체온 역시 낮아지고 있다고 한다. 산책도 제대로 하지 않은 채 에어컨을 켜놓은 방에서 생활하면 동물도 체온조절 능력을 잃어버리게 된다. 문명의 큰 영향력을 인식하고 평소에 몸과 마음이 차가워지지 않게 주의해야 한다.

식생활

차가운 음식을 되도록 먹지 않는다. 서양의학의 의사 중에는 차가운 음식을 입안에서 따뜻하게 한 후에 먹으면 괜찮다고 주장하는 사람도 있지만 꼭 그렇다고 단정할 수 없다. 차가운 것을 입에 넣는 순간 교감신경이 우위가 되고 내분비계나 대사에도 영향을 주기 때문이다.

몸을 따뜻하게 하는 음식을 먹는 것이 좋다. 예를 들면 고추에 들어 있는 캡사이신Capsaicin은 체온 상승을 촉진하기 때문에 냉기를 개선하는 데 효과적이다. 알코올도 유사한 작용을 하지만 모든 알코올이 괜찮지는 않다. 차가운 맥주나 칵테일은 그만큼 몸을 차게 한다. 알콜 섭취 시 적당량을 지키는 것도 중요하다. 과음을 하면 몸이 붓게 되는데 한방의학에서 말하는 물이 정체된 상태가 되는 것이다. 물이 정체되면 기의 흐름과 생산이 나빠져 몸을 차게 만드는 결과를 낳는다.

그 외에 색이 짙은 음식, 추운 지역에서 자란 것, 맛이 진한 음식이 몸을 따뜻하게 만든다고 한다. 단 이것은 통계적인 것이어서 예외도 적지 않으니 본인에게 맞는 음식을 고려해 섭취하도록 한다.

복장

목, 손목, 발목은 동맥이 지나는 부분으로, 외부 공기의 영향을 쉽게 받으므로 가능하면 노출을 피한다. 근육이 많고 혈류가 많은 팔과 허벅지도 가능한 한 차지 않게 한다.

목욕

미지근한 물에 몸을 담그고 여유 있게 시간을 보낸다. 38~39도의 물은 몸을 이완시키고 부교감신경을 활성화하므로 잠자리에 들기 전 하는 것이 가장 좋다. 샤워만으로는 몸 내부를 따뜻하게 하지 못한다.

운동

적당한 운동으로 근육을 만드는 것도 중요하다. 몸에서 생성되는 열의 약 30%는 근육에서 만들어지므로 근육량이 적으면 열을 만들 수 없다. 일본의 경우 2006년에 '건강을 위한 운동지침'으로 대사 증후군Metabolic syndrome, 메타볼릭 신드롬과 생활습관병을 예방할 수 있는 운동량이 제시되었다. 일주일간 권장 총 운동량은 23점으로 보행을 20분간 하면 1점, 자전거를 15분간 탔을 때에도 1점이 된다. 이처럼 다양한 운동을 수치화하여 개인이 일상생활에서 할 수 있는 것을 골라 실천할 수 있게 했다.

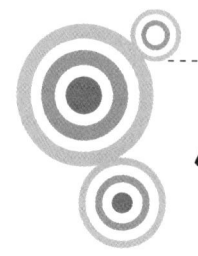
어린이는 옷을 얇게 입히자

몸이 찬 사람이 증가하고 있는 원인에는 아이의 양육방식이 변한 탓도 있다.

내가 어렸을 때는 긴 바지를 입은 아이가 없었다. 한겨울에도 맨발에 반바지를 입는 것이 당연했기에 긴 바지를 입은 기억이 없다. 하지만 요즘 아이들은 어떤가. 한겨울이 되면 모두 두꺼운 옷을 입어 마치 눈사람과 같은 모습을 하고 있다. 그러나 아이에게 그만큼의 두꺼운 옷을 입힐 필요는 없다. 실제로 나의 둘째 아들은 눈이 내리는 날에도 티셔츠 한 장에 반바지를 입고 학교에 가는데 부모가 강요하는 것이 아니라 스스로 '춥지 않다'라고 한다.

이것이 아이의 원래 모습이다. 아이는 어른이 상상도 할 수 없는 열 생산 능력을 가지고 있어 정도가 약한 추위에는 아주 쉽게 대응한다. '한겨울에도 아이와 장독은 얼지 않는다'는 속담도 있지 않은가?

그럼에도 필요 이상으로 두껍게 옷을 입히기 때문에 안타깝게도 아이는 본래 지니고 있는 힘을 잃어버린다. 게다가 눈사람처럼 두꺼운 옷을 입혀 놓고 아이에게 주는 것은 아이스크림이나 주스와 같은 인공의 찬 음식뿐이다. 아이가 열을 만드는 힘을 상실하게 하고 몸을 차게 만들고 있는 것이다.

아이를 아끼는 마음은 알겠지만 이렇게 아이를 키우면 어른이 되어서 냉기로 고생할 확률이 매우 높아진다. 특히 여자아이의 경우, 초등학교까지는 지나치다 싶을 정도로 두꺼운 옷을 입다가 중학교, 고등학교에 가는 순간 패션이라며 갑자기 미니스커트를 입고 아무리 추워도 스타일을 포기하려 하지 않는다. 하지만 이 연령대는 이미 성인에 가까워진 시기로, 어렸을 때처럼 열을 생산할 수가 없어 몸은 점점 차가워진다.

크론병Crohn's disease, 입에서 항문까지 소화관 전체에 걸쳐 발생할 수 있는 만성 염증성 장 질환으로 클리닉을 찾은 여자 고교생도 그중 한 명이었다. 건강에 좋지 않은 것을 분명히 알고 있으면서도 미니스커트를 고집하여 몸은 점점 더 차가워졌다. 이런 아이일수록 몸을 따뜻하게 해야 하는데 패션을 먼저 따지는 풍조 때문에 고치지 않는 것이다. 부모나 선생이 '아픈 몸으로 미니스커트라니? 몸을 먼저 생각해야 하지 않겠니?'라고 말려야 하는데도 아이에게 아무 말도 하지 않는다. 미니스커트를 포기하지 않더라도 의사가 어떻게든 방법을 찾아 줄 것이라고 생각하는 것이다.

  초등학교 때까지는 조금 얇다 싶은 정도로 옷을 입혀야 한다. 물론 체질적으로 약한 아이도 있어 그에 따라 조절하는 것도 필요할 것이다. 말하고자 하는 요점은, 옷을 얇게 입히면 추위가 긍정적인 스트레스로 작용하여 스트레스에 대응하는 힘을 단련할 수 있다는 사실이다. 그런 이후에 어른이 되면서 차츰 몸을 따뜻하게 하는 복장을 갖추면 된다.

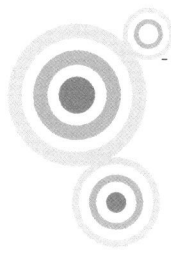

꾸중을 듣지 않은 아이는
마음이 차갑다

아이를 야단치지 않는 부모의 양육방식 또한 문제를 낳고 있다.

요즘 아이들은 학교에서 크게 혼나는 일이 없다. 아이를 야단치면 일부 학부모가 문제를 제기하기 때문이다. 숙제를 안 해온 아이를 복도에 세워 두면 학습 기회를 빼앗았다며 학교에 항의하고, 아이를 때리면 폭력이라며 바로 교육위원회에 탄원한다. 선생은 부모의 눈치를 보며 아이를 야단칠 수 없게 되었다.

선생이 아이를 야단칠 수 없게 되면서 아프지 않은 아이가 병에 걸린 것처럼 취급받는 사례도 있다. 주의력결핍 과잉행동장애_{Attention deficit / hyperactivity disorder, ADHD}가 그러하다. 수업 중 얌전히 앉아 있지 못하고 우왕좌왕 돌아다니는 아이를 보면 'ADHD가 아닐까?'라는 의문을 품곤 한다. 물론 진짜 병을 앓고 있는 경우도 있지만 개중에는 학교의 호출로 찾아간 부모 앞에서 얌전히 앉아 있는 아이도 있다. 부모 앞에서 어떻게 앉아 있을 수 있느냐고 물으면 아이는 이렇게 대답한다.

"그건, 엄마가 무섭기 때문이에요."

다시 말해 수업 중에 돌아다녀도 선생이 야단치지 않으므로 아이들이 제멋대로 교실을 돌아다니는 것이다. ADHD라고 진단받은 아이 중에 정말 병에 걸린 아이는 얼마나 될까? 선생이 아이를 야단치지 않게 되면서 건강한 아이가 환자 취급을 받고 있다. 이보다 우스운 이야기는 없을 것이다.

내가 어렸을 때는 학교에서 선생에게 야단맞는 것이 당연했으며 대부분 열혈 교사였기 때문에 혼낼 때는 대충이 아니라 진심으로 아이를 야단치고 매를 들었다. 부모도 선생이 아이를 야단치는 것은 당연하다는 의식을 가지고 있었다. 나의 부모도 예외가 아니었다. 내가 음악 선생에게 맞았다는 이야기를 들은 아버지는 바로 학교를 찾아가 선생에게 다음과 같이 말했다.

"너무 관대하셨습니다."

그리고 '이 아이는 한 대 맞는 정도로는 알아듣지 못하니 좀 더 따끔하게 꾸짖어 주십시오'라고 말하는 것이 아닌가? 옆에서 아버지의 말을 듣던 나는 '선생님에게 혼이 나도 아버지에게는 절대 말하지 말아야지'라고 생각했다. 오늘날 이런 완고한 아버지는 없을 것이다.

열혈 교사도, 완고한 아버지도 없는 환경. 즉 아무도 꾸중하는 사람이 없는 사회에서 조금의 시련이나 스트레스를 경험하지 못한 채 아이들은 어른이 되어 간다.

하지만 사회에 나가 생활하다 보면 불합리한 일, 자신의 힘으로는 도저히 안 되는 일이 셀 수없이 많다. 어려서는 자신이 하고 싶은 대로 하는 것이 허락되었지만 고등학교, 대학교에 들어가거나 기업에 취직하면 그것이 용납될 리 없다. 그리고 불합리한 상황을 처음 맞닥뜨린 아이는 그 스트레스를 견디지 못하고 등교 거부나 우울증에 걸리게 된다.

아이가 등교를 거부하거나 자신의 방에 틀어박혀 나오지 않으려 해도 부모는 여전히 아이를 야단치지 않는다. 학교에 가지 않으면 일을 하게 하는 방법도 있지만 그렇지도 않은 채, 꼬박꼬박 식사를 차려 주며 집에 있게 하므로 아이들은 더욱 틀어박히게 된다. 결국 부모가 은둔처를 제공하는 것과 마찬가지다. '부모가 자식을 보살피는 것은 당연하다, 부모가 있으니 굳이 일할 필요가 없다'라는 의존적인 생각을 갖게 된다. 그 결과 일하지 않는 것에 대한 책임이나 부담을 느끼지 않고 막연히 세월을 보내게 되는 것이다. 이것은 인생을 제대로 사는 것이라 할 수 없다.

객관적으로 생각할 때 어른이 되면 일하는 것이 당연한 일이며, 나이가 들어서도 부모의 신세를 지며 집에서 시간을 낭비하는 것이 오히려 이상한 일이다. 등교 거부로 학교에 가지 않더라도 자원봉사활

동처럼 다른 사람을 위해 일하거나 심신 단련을 위한 수련을 한다면 상황은 좀 더 나아지지 않을까? 이런 시스템이 있다면 지금의 젊은이는 좀 더 나은 모습으로 변화할 수 있으며 마음의 냉기도 해소할 수 있을 것이라 생각한다.

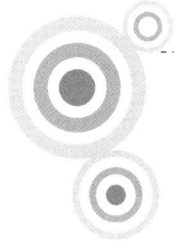
부모의 마음이 차면
아이의 마음도 차가워진다

 부모가 아이를 꾸짖지 않는 것, 아이가 말하는 것을 모두 들어주는 것은 결코 바람직한 일이 아니다.
 아이를 성심껏 보살피지 못하고 무관심하기 때문에 진심으로 야단치지 못하는 것이다. 아이 역시 자신을 소중하게 생각하고 진심으로 꾸짖어주는 부모가 없기 때문에 어느 사이엔가 마음이 차가워지고 결국에는 마음의 문을 단단히 닫아 잠그게 되는 것이다.
 현대 사회의 한복판에서 살고 있는 부모의 마음도 차가워지고 있다. 자신의 일에 모든 에너지를 집중하느라 아이에게 신경 쓸 여유조차 없는 부모가 늘고 있다.
 "그렇지 않다. 아이를 소중하게 생각하기 때문에 비싼 비용을 들여 사립학교에도 보내고 있다."

이렇게 반론하는 부모도 있겠지만 어째서 특목고나 일류대학을 목표로 매일 학원에 다니게 하는 것만이 사랑을 표현하는 것일까? 그다음 부모가 아이에게 바라는 것은 이상적으로 생각하는 직종에 취업하는 일이 아닐까?

아이들을 향한 이런 애정은 잘못되었다고 생각한다. 부모가 이상적이라고 여기는 미래가 아이에게도 참된 행복인지는 알 수 없으며, 부모의 이상이나 기대를 아이에게 강요하는 것에 지나지 않을 수 있다. 오늘날 우리 사회에는 아이에게 무관심한 부모, 잘못된 애정밖에 주지 못하는 부모들로 넘쳐나고 있으며 부모로서의 기능을 아예 하지 못하는 가정도 늘고 있다.

아이와 많은 대화를 나누고 공감대를 형성하며 아이가 도피할 수 있는 은신처가 되어 준다면 아이는 마음을 닫지 않을 것이다. 아무리 친구들로부터 따돌림을 당해도 부모가 따뜻하게 안아주며 '엄마, 아빠는 언제나 너의 편이다'라는 말을 해 준다면 아이는 어긋나거나 극단적인 선택을 하지 않을 것이다.

부모와 자식은 우리가 상상하는 것보다 훨씬 단단히 연결되어 있다. 아이는 매우 큰 고통을 느끼며 이 세상에 태어난다. 안락한 엄마의 자궁 속에서 지내던 아기는 진통의 시작과 함께 온몸을 조이는 고통을 받게 되는데 아기에게 이것은 엄청난 고통이며, 좁은 산도를 지나는 동안에도 고통은 계속된다. 그 사이 당연히 어머니도 같은 고통을 겪겠지만, 최근에는 무통분만으로 출산하는 어머니가 늘고 있어 그 고통을 느끼지 못한다. 하지만 뱃속의 아기는 자연분만이든 무통분만이든 똑같이 고통스럽다. 그래서 무통분만으로 태어난 아이의 마음에는 어머니가 자신과 고통을 함께 해주지 않은 것에 대한 분만외상Birth trauma이 남는다고 한다.

출산 직후에 아기를 어머니와 떼어놓는 것도 분만외상이 된다. 아기는 태어나는 순간 빛과 공기 등 굉장히 많은 스트레스에 노출되는데 그 스트레스를 완화해 줄 수 있는 사람은 어머니뿐이다. 그렇기 때문에 생후 30분 정도는 어머니와 아기 단둘이 있게 해주는 것이 좋지만 그를 실행하는 병원은 많지 않다.

이런 분만외상이 아이의 자살이나 비행의 원인이 될 수 있다는 사실이 퇴행 최면최면을 걸어 피실험자가 과거나 전생으로 돌아가게 하여 잊었던 기억을 되찾는 최면기법이라는 최면요법으로 밝혀지고 있다.

모든 아이에게 부모의 존재는 클 수밖에 없다. 그러므로 가장 먼저 부모의 마음에서 냉기를 해소해야 한다. 부모의 마음이 따뜻해지고 아이와 깊은 유대관계를 쌓고 나면 아이의 마음도 차츰 따뜻해져, 자기만의 세계에 갇혀 지내거나 자살이라는 슬픈 선택을 하는 아이가 줄어들 것이다.

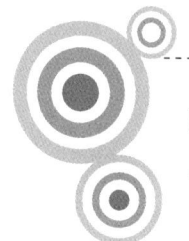
냉기는 스스로의 힘으로 개선할 수 있다

열을 생산하고 방출하는 능력에도 유전적인 차이가 작용하므로 같은 환경에서 생활해도 쉽게 차가워지는 사람이 있는가 하면 그렇지 않은 사람도 있다.

증상도 사람마다 다르다. 가령, 갱년기 여성이 얼굴이 붉어지고 땀이 나는 것도 냉기의 일종으로, 위로 올라간 기가 내려가지 않아 얼굴은 달아오르고 반대로 하반신은 차가워진다. 이런 사람은 하반신을 중점적으로 따뜻하게 만들어 주고 교감신경의 긴장을 풀어 주어야 한다. 덥거나 땀이 난다고 몸을 차게 해서는 안 된다.

더위를 탄다고 안심할 수도 없다. 외부 환경에 대응하지 못하기 때문에 더위를 견디지 못하는 것이므로 더위를 타는 사람은 당연히 추위도 견디지 못할 것이다. 몸이 차다는 것을 스스로 깨닫지 못할 수도 있다.

심한 사람은 땀조차 나지 않는다. 땀을 흘리지 않는 사람은 두 종류로, 체력이 매우 좋아 땀이 나지 않는 사람과 땀을 만들지조차 못하는 사람이 있다. 특히 더위를 타면서도 땀이 나지 않는 사람은 땀을 제대로 흘리게 만든 후에 점차적으로 체온을 조절하는 기능을 높여 나가야 한다.

자각증상이 전혀 없는 사람도 있는데, 이 경우는 자신이 정말로 몸이 찬지 아닌지 체크부터 시작한다. 몸이 차지 않다면, 아침에 이불 속에서 일어났을 때 몸의 어느 부위든 대체적으로 같은 온도일 것이다. 우선 겨드랑이 밑에 손을 넣어 따뜻한 정도를 느껴 보고 그 외 다른 부위들을 만져 보자. 겨드랑이 밑보다 찬 부분이 있으면 그곳에 냉기가 있는 것이다.

젊을 때와 비교해 따뜻한 음식이나 음료를 좋아하게 되었다는 사람도 몸이 찰 가능성이 크다. 몸을 따뜻하게 하면 기분이 좋아지는 사람 역시 자신도 모르는 사이에 몸이 열을 원하고 있는 것으로 볼 수 있다. 그리고 이 같은 증상이 전혀 없어도 평균체온이 35도 정도라면 자신이 저체온이라는 사실을 인식해야 한다.

이처럼 사람마다 증상이 다르고 열을 생산하거나 방출하는 능력에도 차이가 있다. 그러나 자신의 체질이나 증상에 맞게 생활습관의 변화를 주어 체질을 개선하면 냉기는 반드시 스스로의 힘으로 고칠 수 있다. 시행착오 끝에 증상을 개선하고 나면 노력에 의해 몸 상태가 얼마나 좋아질 수 있는지 깨닫게 되어 심신을 배려하는 것의 중요성을 실감할 수 있을 것이다.

냉기는 만병의 근원이며 방치하면 무서운 결과를 가져오는 증상이지만 한편으로는 자신의 몸과 생활을 되돌아보는 계기를 마련해 주는 고마운 병태라고 생각한다.

제6장

'혼의 정화'로 건강해진다

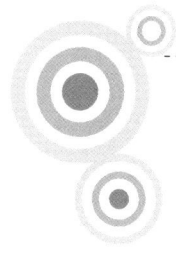
병이란 고차원의 자신이 상처 입은 상태이다

우리 몸 외부의 경미한 상처는 그냥 놔두면 자연히 낫는다. 그런데 병은 왜 낫지 않을까? 내장에 상처가 난 상태가 병이라고 할 때, 이것 역시 자연스럽게 나아준다면 좋을 텐데 말이다.

이 의문에 대해 한 가지 힌트를 주는 사상이 바로 인지학_{Anthroposophy, 그리스어의 사람을 뜻하는 'Anthropos'와 지혜를 뜻하는 'Sophia'의 합성어}이다. 인간은 살아 숨쉬는 몸을 가지고 있으며 그 안에 마음이 자리해 있다. 마음은 인간만이 지니는 요소로 이 마음 때문에 괴로워하거나 절망하고, 희망을 갖기도 한다. '대체 나는 왜 태어났을까?'라고 번뇌하는 동물은 없을 것이며 식물이나 광물도 이 같은 생각을 할 리 없다.

동물은 인간과 마찬가지로 '뇌'라는 것을 가지고 있으며 본능 역시

지니고 있다. 하지만 인간은 여기에 더하여 고차원적인 마음과 의식, 정신, 혼을 가지고 있다. 이런 의미에서 인간은 자연의 정점에 존재한다고 해도 과언이 아닐 것이다.

인지학에서는 인간이 살아 있는 몸을 가지고 있으며 그 안에 마음과 의식, 정신, 혼을 가진다는 사실을 기반으로 하여, 인간이 물리적인 신체Physical form, 육체, 에테르체Etheric body, 육체의 이중체, 아스트럴체Astral body, 감정체, 멘탈체Mental body, 정신체, 코잘체Casul body, 원인체, 영혼Spirit으로 구성되어 있다고 보았다.

에테르체란 물리적 신체와 완전히 같은 형태를 한 주형鑄型, 거푸집 에너지체를 뜻한다. 나뭇잎의 일부분을 잘라낸 후 키를리안 사진기두 전극 사이에 고전압을 걸었을 때 생기는 코로나 방전 현상을 이용한 사진으로 1939년 전기 기술자 키를리안이 발명한 기계를 통해 인체에서 방사되는 생체 에너지를 육안으로 보여준 것이 시초임로 촬영하면 잘라낸 부분이 희미하게 나타나 잘라내기 전의 나뭇잎 전체 모습이 사진으로 찍히는데 이것을 유령 나뭇잎Phantom leaf 현상이라 부른다.

이와 같은 현상은 홀로그램Hologram에서도 나타난다. 홀로그램은 레이저 광선을 이용해 기록한 입체영상으로서, 영상을 기록한 필름에 같은 레이저 광선을 비추면 입체영상을 재생할 수 있다. 이 필름을 작게 잘라 그 조각에 레이저 광선을 비추면 전체상이 재생된다. 이것은 무엇을 뜻하는 것일까?

'부분은 전체를 포함한다'는 것이 아닐까? 신체의 모든 세포는 같은 DNA를 가지고 있으며 생물의 몸은 어떤 부분이든 신체의 전체상에 관한 정보를 가지고 있음을 의미한다. 몸의 전체상에 관한 정보는 바로 생리적 신체의 주형으로서, 인지학에서 에테르체라 일컫는 것이다. 인간의 상처가 자연히 낫는 것은 에테르체보다 상위 단계가 손상되지 않았기 때문이며 몸이 상처를 입어도 에테르체라는 주형이 있으면 원래 형태로 돌아갈 수 있다.

그리고 에테르체 위에는 아스트럴체가 있다. 임사체험_{미국 정신과 의사인 레이먼드 무디가 만든 용어로, 죽음의 문턱까지 갔다가 살아남은 사람들이 죽음 너머의 세계를 엿본 신비스러운 체험을 일컬음}을 한 사람의 이야기를 들어 본 적이 있다면 알고 있겠지만 그들은 하나같이 자신의 몸을 내려다보는 또 다른 자신이 있었으며 자신의 몸을 본 후에는 빛의 터널로 들어갔다고 말한다. 그 때 자신의 몸을 보고 있는 자아가 바로 아스트럴체로, 인지학적인 죽음은 에테르체와 아스트럴체를 연결하고 있는 실이 끊어진 것이라 볼 수 있다.

물리적 신체와 에테르체로부터 분리된 고차원의 자아는 빛의 터널을 지나 어디론가 가게 되고 언젠가 다른 물리적 신체, 에테르체와 이어져 다시 태어나는 것일지 모른다.

아스트럴체 위에는 멘탈체, 코잘체, 영혼이 존재하는데 병은 이런 고차원적인 자신의 존재가 상처 입은 상태라고 보는 것이 인지학적 관점이다.

에너지는 높은 곳에서 낮은 곳으로 흐르는 것이 기본이므로 영혼은 당연히 물리적 신체에 명령을 내리거나 영향을 미칠 수 있지만 물리적 신체가 아스트럴체나 멘탈체, 코잘체, 영혼에 어떤 작용을 가하는 것은 매우 어려운 일이다.

높은 단계의 자신이 상처 입은 상태라면 물리적 신체를 아무리 치료해도 병은 낫지 않을 것이다. 상위 단계에 좀 더 직접적으로 영향을 줄 수 있는 치료를 해야만 한다. 하지만 현재의 의학으로는 물리적 신체를 치료하는 것이 고작이다. 높은 단계의 상처를 치유하는 치료법은 존재하지 않으며 어떤 단계의 상처인지조차 가늠할 수 없다. 그렇기 때문에 의사는 병을 고칠 수가 없는 것이다.

대체의학 역시 마찬가지이다. 동종요법이나 꽃요법은 물리적 신체보다 상위 단계에도 작용하므로 높은 단계의 상처를 치유하는 데 어느 정도는 도움이 될 수 있으며, 한방의학이나 기공 등 자연의 힘 역시 우리가 헤아릴 수 없을 정도로 큰 효력을 발휘하는 것인지도 모른다. 그러나 어느 단계에서 상처를 입었는지 알 수 있는 사람도, 그 치유 방법을 깨달을 수 있는 사람도 자신뿐이다. 오직 자신만이 고차원적인 자신의 상처나 병을 치유할 수 있다.

그렇기에 정말로 병이 낫기를 원한다면 자신의 의식을 진심으로 개혁해야 한다. 물리적 신체를 치료해 일시적으로는 나은 것처럼 보여도 과거의 사고방식으로 돌아가면 병은 언젠가 다시 얼굴을 내밀게 된다.

어떤 단계에서 상처를 입었는지, 어떻게 하면 그 상처를 치유할 수 있는지는 알지 못하더라도, 우선 세상은 혼자 살고 있는 것이 아니라는 사실을 깨닫자. 그리고 자연에서 발생하는 현상에 대해 '이 일이 일어난 것은 필연이다'라고 감사하는 것부터 시작하자. 결코 반갑지 않은 일이 생겼을 때 '고맙다'라고 생각하는 것은 지극히 어려운 일이지만 노력해야만 한다. 자신이 근본적으로 변하지 않는 한 병은 낫지 않는다.

만일 영혼이 정화되고 우주의 보편적인 법칙에 다가갈 수 있다면 아무리 나쁜 병도 치유할 수 있으며 천수를 다할 수 있을 것이다. 그곳에 의사가 개입할 필요는 없다.

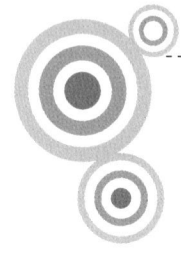
병이 보내는 메시지를 깨닫지 못하면 병은 점점 악화된다

 타인의 병을 고치는 데 도움을 줄 수 있는 사람이 있다면 그 사람이 진정한 힐러Healer, 의학이 아닌 자연의 힘으로 치유하는 사람가 아닐까?

 진정 깨끗한 영혼은 필시 우주의 보편적 법칙과 일체화되어 있는 것이 분명하다. 그리고 많은 사람들이 수련이나 요가 등의 방법으로 그곳에 가까이 가고자 한다. 자신의 영혼이 그 단계까지 근접할 수 있는 사람만이 참된 힐러이며, 다른 사람의 병을 치유하는 기적을 일으킬 수 있다.

 나는 현대에는 진정한 힐러가 존재하지 않는다고 생각한다. 모든 병을 치유할 수 있다면 그 사람은 예수나 석가모니와 같이 자신의 영혼이 우주의 보편적 법칙 자체로, 이른바 신이라 할 수 있다.

그러나 신이라 부를 수 있는 사람은 인간이라는 범주를 초월한 고차원적인 존재라 생각한다. 신은 사람이 아니며, 사람은 신이 될 수 없다. 하지만 지금 세상에는 자신을 신으로 착각하는 사람이 많으며 유감스럽게도 대체의학의 세계에 그런 사람이 특히 많다.

"나는 다른 사람은 고치지 못하는 모든 병을 고칠 수 있다."

이런 말을 하며 터무니없는 치료비를 요구한다. 대체의학으로 치료를 받을 때는 이 점에 주의하도록 한다. 모든 병을 고칠 수 있는 신은 현재 이 세상에 존재하지 않을 것이다. 누군가에게 의존하지 않고 자신의 의식을 바꿈으로써, 자신의 영혼이 우주의 보편적 법칙과 가까워지도록 노력하지 않는 한 병은 치유되지 않는다.

나는 병이라는 것이 고차원적 존재가 보내는 메시지라고 생각한다. 이 사고가 맞는 것인지는 알 수 없지만 이렇게 생각하면 병은 우리의 인생에서 좀 더 깊은 의미를 갖게 된다. 자신이 그 메시지를 깨닫고 그에 부합하는 대응을 하지 않는 한 병은 완전히 낫지 않으며 고차원적 존재는 계속해서 메시지를 보낼 것이다. 그리고 메시지를 깨닫게 하기 위해 병의 증상은 점점 악화될 것이다.

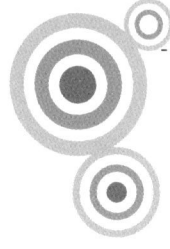
아이의 병은 부모에게 원인이 있을 수도 있다

 최악의 경우 자신이 아니라 가장 사랑하는 사람이 나쁜 병에 걸리기도 한다.

 암에 걸린 딸과 함께 상담하러 온 아버지가 바로 이러한 유형이었다. 정형외과 의사인 그 아버지는 처음 연락을 할 때부터 예약이 꽉 차 있음에도 불구하고 시간을 비워 달라며 막무가내로 요구했다. 같은 의학회 회원이며 지인의 딸이니 바로 진료를 해주는 게 당연하지 않느냐는 태도였다.

 '대체 상식이 있는 사람인가?'라고 생각하면서 진찰을 받으러 온 딸과 아내에게 아버지에 대해 물으니 불만이 쏟아졌다. '한마디로 대책이 없는 사람입니다'부터 시작해 '집에 들어올 생각을 하지 않습니다, 모든 일에 자신의 생각을 강요합니다, 누가 무슨 말을 해도 전혀 들으려 하지 않습니다' 등 끊임없이 험담을 늘어놓았다. 예상한 대로 그는 독재자 유형으로, 자신이 병에 걸리는 정도로는 사고방식이 바뀌지 않을 사람임을 알 수 있었다.

나는 그 아버지에게 말했다.

"당신이 자신의 생각만을 고집하기 때문에 딸이 암에 걸린 것입니다. 딸이 병에 걸린 것은 바로 당신 탓입니다."

고차원적 존재로부터의 메시지는 자신의 몸이 아니라 가장 소중하게 생각하는 사람의 몸에 나타나기도 한다. 나는 그렇게 생각하고 있다.

'이 사람은 딸이 병에라도 걸리지 않는 이상 깨닫지 못할 것이다.'

영혼이 이런 판단을 하면 본인이 아닌 딸의 몸에 작용할 것이다. 영혼이 보내는 최종 메시지는 그 사람에게 가장 큰 자극을 주는 형태로 나타나는 것이다. 물론 확증은 없다. 무책임하다고 생각하겠지만 그렇게 생각할 수밖에 없는 사례가 적지 않다.

가장 이해하기 쉬운 예가 등교 거부와 같은 마음의 병이다. 유명 사립학교에 다니는 아들이 등교 거부를 한다며 어느 부자가 찾아온 적이 있다. 아들의 이야기를 들으니 부모가 자신에게 너무 많은 기대를 한다고 했다. 그가 사립학교에 다니고 있는 탓에 부모는 아들이 일류대에 가는 것을 당연하게 여기고 있다는 것이다. 독재자 유형의 부모는 아니었지만 이것도 자신의 생각을 강요하는 것임은 틀림없다.

미대에 가고 싶다는 아들의 희망을 듣고 나는 부모를 설득했다. 부모도 등교 거부를 할 정도로 다른 길을 원한다면 하는 수 없다며 그의 미대 진학을 허락했고, 시간이 흘러 그는 2010년 봄 반듯한 직장에 취직도 했다.

부모가 자신의 잘못을 깨닫지 못하면 가장 소중한 아이에게 병이 찾아온다. 우선 아이에게 자신의 생각과 기대를 무조건 강요하고 있지는 않은지, 좋은 부모 자식의 관계를 잘 구축하고 있는지 돌아볼 필요가 있다.

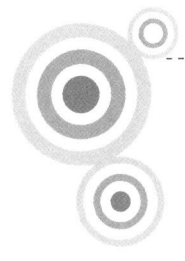

병이 반드시 악은 아니다

'병'이라는 것이 고차원적인 존재가 보내는 메시지라면, 이것은 자신의 잘못을 고치고 자신의 영혼을 높은 단계로 끌어올리는 기회임에 분명하다. 더 이상 악(惡)이 아니라 자신의 인생과 정신을 충만하게 하는 고마운 기회인 것이다.

사실 나는 두 가지 지병을 가지고 있지만 병이라고 생각하지 않는다. 예컨대 오른발의 혈관종은 나를 의사라는 직업으로 이끌어 주었다. 나는 50세를 넘긴 지금까지 한 번도 암 검진을 받은 적이 없을 만큼 의사에게 가는 것을 몹시 싫어한다. 의사를 이렇게까지 싫어하는 이유는 확실하지 않지만 태어날 때 상당한 난산을 겪으며 생사의 고비를 넘긴 끝에 갑자기 신생아실로 옮겨진 기억이 분만외상으로 남았기 때문일지 모른다. 어려서는 이발소의 하얀 옷만 보아도 울음을 터뜨릴 정도로 의사를 무척이나 싫어했다.

그런 내가 의사가 되기로 결심한 것은 오른발의 혈관종 때문이었다. 철이 들 무렵부터 오른쪽 장딴지에 통증을 느꼈다. 겉으로는 전혀 이상이 없었지만 가끔 다리를 끌지 않으면 걸을 수 없을 정도로 아팠으며 평상시에도 그곳을 누르면 펄쩍 뛸 정도로 통증을 느꼈다. 하지만 이 사실을 그 누구에게도 말하지 않았다. 병원에 가고 싶지 않은 마음에 필사적으로 참았던 것이다. 하지만 아버지와 함께 간 목욕탕에서 몸을 씻다가 너무 심한 통증을 견디지 못하고 결국은 털어놓게 되었다.

그로부터 나의 병원 순례가 시작되었다. 조금 큰 병원부터 대학병원과 종합병원에 이르기까지 다닐 수 있는 곳은 거의 다닌 것 같다. 그러나 어떤 병원, 어떤 과의 진찰을 받아도 절개하지 않는 이상 알 수가 없다는 말만 되돌아올 뿐 명쾌한 답을 들을 수 없었다. 부모님은 시험적인 절개에는 동의하지 않았다. 게다가 당시 부모님의 뜻으로 아역 배우를 했던 나는 예능 활동으로 바쁜 나날을 보내고 있어 단 며칠이라도 입원할 수가 없었다.

결국 다리의 통증은 낫기는커녕 원인조차 모르는 상태가 되었다. '아무도 고쳐주지 않는다면 스스로 고칠 수밖에 없다'라고 생각한 나는 의사가 될 것을 결심했다. 혈관종이라는 병이 아니었다면 지금의 나는 없었을 것이다. 막상 의사를 목표하기는 했지만 수없이 많은 의사 중에 이 다리 통증이 왜 생기는지 가르쳐 준 사람이 한 명도 없다는 사실 때문에 나는 의사라는 직업을 크게 동경하거나 존경하지는 않았다. 아니 오히려 의사나 서양의학을 강하게 불신하고 있었다. 이런 불신감이 무의식 속에 있었기에 서양의학 이외의 의료를 순순히 받아들일 수 있었는지도 모른다. 서양의학은 완벽한 의료가 아니라는 생각이 대체의학에 흥미를 느끼게 된 원천이 되어, 나의 기반을 구축할 수 있었던 것이다.

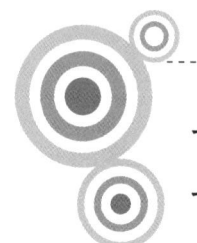

돌발성 난청이 가르쳐 준
두 가지 의미

또 하나의 질병, 돌발성 난청 역시 나에게 큰 영향을 미쳤다. 1995년 4월 19일, 미국에서 귀국한 지 1개월 정도가 지났을 때 나는 돌발성 난청에 걸리고 말았다. 아침에 일어났는데 오른쪽 귀가 들리지 않았다. 귀 안이 막힌 듯 답답한 느낌이 들었지만 꽃가루 알레르기 때문에 중이염에 걸린 것이라고만 생각했다. 그리고 곧 나을 거라는 생각에 아무런 조치도 취하지 않았다.

하지만 병은 생각처럼 쉽게 낫지 않았다. 3~4일이 지나서 이비인후과를 찾아 진찰을 받았는데 돌발성 난청Sudden deafness, 특별한 원인 없이 갑자기 고도의 난청과 귀울림이 일어나는 현상이라는 진단이 내려졌다. 돌발성 난청은 원인 불명의 병으로 발병 이후 얼마나 신속히 처치하는가에 따라 회복 여부가 좌우된다고 한다. 나는 너무 늦은 시기에 치료를 받아 결국 고치지 못했다. 그리고 진단을 받고 난 후 한 달이 흘렀을 때쯤 병원 복도에서 이비인후과 교수와 마주쳤는데 그가 '상태는 어떠십니까?'라고 물어 왔다.

"크게 변화는 없습니다."

나의 말을 들은 교수는 지극히 자연스럽다는 듯 이렇게 말했다.

"그렇다면 이제 낫지 않겠군요. 포기하십시오."

나는 말문이 막혀 어떠한 대꾸도 할 수 없었다. 지금의 나는 침이나 한방 지식이 있기 때문에 그 말을 냉정하게 받아들일 수 있으며, 언젠가는 나을 수 있을 것이라는 희망도 가지고 있다. 하지만 당시 37세의 젊은 나이에 '이제 고칠 수 없다'라는 말을 들었을 때에는 '남은 인생을 이 귀로 살아야 한다는 말인가?'라는 생각에 크게 낙담한 것이 사실이다. 게다가 '이제 고칠 수 없다'라며 간단하게 단정 짓는 의사의 태도에 반발심도 생겼다.

그 시점에서 귀가 낫지 않는다는 의사의 말은 사실이었을 것이다. 그러나 전 세계의 우수한 의사와 연구자가 서양의학의 연구에 매진하는 현실에서 미래에도 그럴 것이라고는 단정할 수 없는 일이다. 내일 당장이라도 어떤 종류의 돌발성 난청이든 치유할 수 있는 방법이 발견될 가능성은 있는 것이다.

그때 나는, 의사는 '고칠 수 없다'라고 간단히 단언해서는 안 된다고 확신했다. 환자는 전문 의사를 찾아가는 것 말고는 귀를 고칠 방법을 모른다. 그런데 그 의사가 '이제 고칠 수 없다'라는 사실만 내민다면 분명 절망할 것이고 그중에는 사이비 종교나 힐러에게 매달리는 방법을 택해 경제적, 정신적 피해를 입는 환자가 생길 수도 있다.

나는 그러한 경험을 계기로 '환자를 절망시키고 싶지 않다. 어떻게 하면 환자가 희망을 갖게 할 수 있을까?'라는 고민을 하게 되었다. 그리고 그 결과 동양의학을 비롯한 대체의학이 현재 의료에서 담당해야 할 역할이 얼마나 중요한가를 인식할 수 있었다. 서양의학 외에도 선택할 수 있는 치료 방법이 있다면 환자는 그것을 시도해 보려 하지 않을까?

그 이후 나는 의사로서 환자에게 제공할 수 있는 가능성을 최대한 많이 준비하여 환자가 선택할 수 있는 폭을 넓혀 주겠다는 생각에서 동양의학은 물론 모든 대체의학을 공부하기 시작했다. 그리고 그것이 지금의 통합의료를 실시하는 토대가 되었다. 돌발성 난청은 나에게 필요한 병이었던 것이다.

그리고 돌발성 난청은 나에게 또 다른 의미를 전하고 있다. 아무리 실력을 갖춘 사람도 나의 귀를 고칠 수 없다는 사실은 이 세상에 신이 존재하지 않는다는 것을 가르쳐 주었다. '그 어떤 병이라도 고칠 수 있다'라고 말하는 사람이 눈앞에 나타나면 '그렇다면 나의 귀를 고쳐보십시오'라고 말한다. 자신이 착각하고 있음을 깨닫길 바라는 마음에서이다. 앞으로도 나의 귀는 낫지 않을 것이다. 돌발성 난청은 '그 귀로 세상의 선악을 분별하라'는 메시지라고 생각하고 있다.

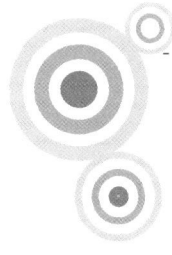
사고방식을 바꾸면
병은 더 이상 병이 아니다

'병'은 자신이 그것을 병이라 믿기 때문이며, 병이라고 생각하지 않는 순간 더 이상 병이 아니다.

예컨대 인간을 죽음에 이르게 하는 것을 병이라고 부른다면 태어나는 것 자체가 병 아닐까? 인간은 태어나는 순간, 죽음을 향해 나아가기 시작한다. 하지만 탄생이나 나이 먹는 것을 병이라고 말하는 사람은 없다. 그것을 병으로 생각하는 사람이 없기 때문이다.

노안이 찾아와도 나이를 먹어 생기는 당연한 일로 여길 뿐, 아무도 병이라고 생각하지 않는다. 눈이 잘 보이지 않아 불편하니까 안경을 사용해야 한다고 생각하는 정도이다. 하지만 안경이 없다면 어떨까? 노안도 충분히 병이 될 수 있지 않을까? 태어날 때부터 눈이 보이지 않는 사람도 주변 사람이 '눈이 보이지 않는 것은 이상하다'라고 가르쳐 주지 않는다면 눈이 보이지 않는 상태를 당연하게 받아들일 것이다.

요약하자면, 본인에게 나타나는 현상이 병인지 아닌지는 스스로가 정하고 있을 뿐으로 사고방식을 바꾸면 병은 더 이상 병이 아니며 고민이나 고통에서 해방될 수 있다는 말이다.

지금으로부터 약 15년 전의 일을 소개한다. 나의 지인 중에는 의식을 집중하면 죽은 사람이 보내는 메시지를 읽을 수 있다는 강한 영감의 소유자가 있는데, 그로부터 돌아가신 어머니의 메시지를 받게 되었다.

"소중한 메시지인 것 같아 메모해 두었다."

이 말과 함께 그가 건네 준 종이에는 다음이 적혀 있었다.

'지금 나는 여기서 건강하게 지내고 있으니 걱정하지 않아도 된다. 네가 의사라는 직업으로 살아가고 있으니, 중요한 일을 한 가지 가르쳐 주려 한다. 병이란 그 사람이 병이라고 생각하기 때문에 병인 것이지 병이라고 생각하지 않으면 병은 그 무엇도 아니란다.'

보통 사람이라면 단순한 환청으로 넘겼을 이 메시지가 어떤 식으로 지인에게 받아들여진 것인지는 확실하지 않지만 나는 그 메시지를 읽고 '바로 이것이다'라는 영감을 얻었다. 매우 큰 의미를 담은 이 메시지는 액자에 넣어 지금도 서재의 벽에 걸어두었다.

사실 어머니가 내게 준 선물은 이 메시지만이 아니다. 어머니는 돌아가시는 순간까지 의사인 나에게 많은 깨달음을 주셨다. 어머니는 내가 의사가 되기 직전, 한창 졸업시험을 치르는 중에 급작스럽게 돌아가셨다. 1983년 1월 4일 새벽 2시에 동생에게서 어머니가 돌아가셨다는 전화를 받았을 때 나는 질이 나쁜 농담으로밖에 생각하지 않았다. 그 전날 통화할 때만 해도 어머니의 목소리는 평소와 다름없이 건강했기 때문이다.

"국가시험에 합격하지 않으면 보통 사람보다 못하다는 걸 명심해야 한다."

어머니의 잔소리가 조금 귀찮다는 생각을 하며 전화를 끊은 것이 전날 저녁의 일이었다. 동생에게 '한밤중에 그런 농담하지 마라'라고 대답했지만 물론 농담일 리가 없다. 동생은 바로 돌아오라는 말과 함께 전화를 끊었다. 그리고 아침 첫 비행기를 탈 때까지 여태껏 살아오면서 가장 긴 시간을 보냈다. 처음으로 고향이 멀게만 느껴졌다.

이렇게 어머니를 갑자기 잃은 나는 세상에서 가장 소중한 사람을 잃은 기분을 뼛속 깊이 이해할 수 있게 되었다. 연수의가 되어 의료현장에 섰을 때는 환자 가족의 심경을 속속들이 헤아릴 수 있었다. 이것은 의사라는 직업을 가진 이에게 최고의 선물이라 생각한다. 위독한 남편의 곁을 지키며 밤을 지새우는 아내가 있으면 밤새도록 남편과의 추억을 들어주기도 하고 어머니의 죽음에 대해 말할 수도 있었다.

만일 어머니의 죽음을 경험하지 않았다면 어떤 위로의 말을 해도 제삼자는 알지 못한다며 완강하게 거부당했을 것이다. 환자가 마지막 순간을 맞을 때 이런 말을 듣는다면 그때까지 혼신을 다한 의사도 허무할 것이고 무엇보다 가족의 마음이 편치 않을 것이다. 서로의 마음을 나눌 수 있는 것은 의사와 가족 모두에게 행복한 일이다.

물론 어머니가 돌아가신 후 한동안은 '어머니의 죽음은 최고의 선물이다'라는 생각을 하지 못했다. 오히려 1년만 빨리 의사가 되었다면 어머니를 살릴 수도 있지 않았을까라는 괴로움에 견딜 수가 없었다. 결국 세 번의 기일을 지낸 후에야 비로소 어머니의 죽음을 냉정하게 받아들일 수 있었다. 병으로 오랫동안 고통 받지도 않으셨고 다른 사람에게 신세를 지지 않은 상태에서 당신의 집에서 마지막을 맞은 어머니는 행복하셨을지 모른다.

의사가 말하는
자연치유력

죽어야 다음 세계로 갈 수 있다

'여기서 건강하게 지내고 있으니'라는 어머니의 메시지가 정말이라면 죽은 후에 가는 세계가 있을지도 모른다. 물론 사후 세계나 윤회가 정말로 있는지는 실제로 죽지 않는 이상 알 수 없는 일이지만 사후 세계가 있다고 생각하면 죽음 때문에 이별한 사람과 재회할 수 있는 기쁨을 기대할 수도 있다.

죽음으로 모든 것이 끝나는 것이 아니다. 다음 세계로 가 새로운 생명을 얻어 다시 태어나는 것이다. 이렇게 생각한다면 죽음이 더이상 무섭지 않을 것이다. 어떤가, 사후 세계나 윤회를 믿는 것이 멋지다고 생각하지 않나? 내세를 믿는다면 병은 자신을 다음 세계로 데려가 주는 것이라고 생각할 수도 있다. 병은 빨리 자신의 잘못을 고치라는 메시지일 수도 있으며, 다음 세계로 갈 시간이니 슬슬 준비하라는 메시지일 수도 있다.

이렇게 생각하면 병은 결코 나쁜 것이 아니다. 병을 나쁘게 받아들이는 것은 메시지를 읽는 사람의 문제인 것이다. 몇 세까지 살고 싶은지, 삶의 목표가 무엇인지, 어떤 죽음을 맞이하고 싶은지 등을 진지하게 생각해 두면 병에 걸렸을 때 '조금 더 오래 살아야 하니 생활을 개선하자'라며 적극적으로 생각할 수도 있고 '해야 할 일은 끝났으니 슬슬 죽음을 맞이할 준비를 할까?'라며 자신의 인생에 만족을 느끼고 천수天壽를 다할 수도 있다.

하지만 현대인은 대부분 바쁘다는 핑계로 자신을 직시하지 않고 그저 막연하게 하루하루를 보내고 있다. 막상 병에 걸렸을 때 어째서 자신이 병을 고쳐야 하는지, 고친 후에 남은 인생을 어떻게 살아야 하는지 모르기 때문에 좀처럼 자신의 잘못을 개선하지 못한다. 담배를 끊지도, 식생활을 개선하지도, 업무량을 조절하지도 못한다. 그러는 사이 병이 악화되어 죽음에 직면하게 되면 '살고 싶다. 아직 죽고 싶지 않다'라며 의사에게 매달린다.

인간은 언젠가 반드시 죽는다는 사실을 깨닫고 자신의 삶과 죽음에 대해 생각해 보는 시간을 가져 보자.

의사가 말하는
자연치유력

QOD를 생각하면 QOL도 향상된다

통합의료에서는 환자가 QOD_{Quality of death}에 관해 생각할 것을 권장한다.

QOD란 말 그대로 죽음의 질이다. 인간은 누구나 자신의 인생을 만족스럽게 마감하며 죽음을 맞길 희망한다. 주변 사람에게 '고맙다, 먼저 가서 기다리고 있을 테니 다시 만나자'라는 말을 남기고 죽을 수 있다면 더 이상 바랄 것이 없다고 생각한다. 이처럼 행복한 죽음을 맞기 위해서는 어떤 삶을 살아야 할까? 이것을 병에 걸리기 전에 생각해 두었으면 하는 바람이다.

예컨대 60세에 QOD를 생각한다고 하자. 우선 몇 세까지 살고 싶은가를 생각해 보자. '80세까지 살 수 있다면 좋겠다'라고 생각한다면 다음은 '그렇다면 남은 20년간 어떻게 살 것인가?'를 생각한다.

60대가 되면 양육이라는 큰일이 일단락 지어진다. 자식을 위해 건강할 필요가 없어지며 대부분은 정년퇴직하여 사회의 제일선에서 활동할 필요도 없어진다. 그렇게 되었을 때 남은 인생은 무엇을 목적으로 어떻게 살 것인가, 이것을 나름대로 고민해 봐야 할 것이다. 그저 막연하게 '오래 살고 싶다'가 아니라 '나는 나를 위해 무엇을 할 수 있을까? 지구를 위해 어떤 일을 할 수 있을까? 내가 앞으로 살아가는 의미가 대체 무엇인가?'에 관해 진지하게 생각해야 한다.

삶의 의미를 생각하고 본인의 역할을 충분히 다할 수 있다면 분명 자신의 인생에 만족하며 행복한 죽음을 맞을 수 있을 것이다. 반대로 자신의 인생이 무의미하게 느껴지고 후회만이 남는다면 행복하게 죽어갈 수 없다. 따라서 의사가 어떠한 통합의료를 실시하더라도 그 사람은 행복한 죽음을 맞을 수가 없는 것이다.

결론을 말하자면, 환자를 행복하게 할 수 있는 것은 환자 자신뿐이다. 본인이 생각한 QOD를 추구하는 환자를 지원하는 것이야말로 통합의료가 해야 할 진짜 역할이라고 생각한다. 육아에 분투 중인 아버지, 정년퇴직으로 제2의 인생을 걷기 시작한 중년, 동반자를 잃고 세상에 홀로 남은 노인 등 QOD는 사람에 따라, 그리고 나이에 따라서 달라진다. QOD가 시간이나 환경에 따라 다른 것은 당연하며 자신의 상황이나 조건이 달라지면 그때 다시 고려하는 것이 맞다.

예컨대 '○○세까지 살았으면 좋겠다'라고 생각한 사람이 그 나이에 다다랐다면 '목표한 나이까지 살았군, 앞으로 5년 정도 더 살 수 있을까?'라며 앞으로 살아갈 5년간의 목표를 다시 정하면 된다. 몇 세까지 살겠다는 인생의 종착점을 정해 두면 그날까지 자신의 목표를 달성하기 위해 의욕적인 삶을 살 수 있다. 결과적으로 QOL_{Quality of life, 삶의 질}이 향상되고 인생의 만족도도 오르게 된다.

그러므로 QOD를 생각함에 있어 너무 이른 나이는 없다. 오히려 젊고 건강할 때 생각해 두는 것이 좋지 않을까?

의사가 말하는
자연치유력

당신은 어떤 죽음을 맞고 싶은가

QOD를 추구하기 위해서는 죽음의 순간을 결정해 두는 것도 중요하다.

자신이 막상 의식을 잃고 병원으로 옮겨졌을 때 생명연장을 위해 어떤 조치를 받고 싶은지는 사람마다 다르다. 살아 있는 동안은 가능한 한 모든 조치를 받길 원하는 사람이 있는가 하면 생명 연장을 위해 어떤 조치도 하지 않기를 바라는 사람이 있다. 자신이 원하는 연명조치에 관해 명확하게 해 두면 자신의 뜻에 맞지 않는 조치를 피하고 스스로 자신의 죽음을 결정할 수 있다.

물론 나 역시도 QOD나 죽음에 대해 생각하고 있다. 병으로 고통받는 일 없이 잠을 자듯 생을 마감하는 것이 이상적이지만 가족에게 메시지를 전혀 남기지 못하고 떠난다면 분명 후회로 남을 것이다. 그러므로 자녀양육이 거의 끝나는 60세 정도에는 언제 죽어도 후회가 없도록 준비를 시작하고, 주변 사람에게 메시지를 남기려고 구상하고 있다. 메시지를 남긴 후에는 어려서부터 동경했던 피아노를 배우는 등 지금까지 하지 못한 일을 즐기면서 노년을 보내기 위해 여러 가지를 계획하고 있다.

만일 병에 걸린다면 연명조치는 하지 않을 것이다. 병원에 입원하거나 의사의 도움을 받는 것은 싫으므로 그때가 되면 집에서 조용히 마지막을 맞이할 각오를 하고 있다. 아내도 물론 그런 나를 이해해 주었다. 그리고 '연령의 차이나 남녀 차이를 보아도 당신이 먼저 죽겠네요'라며 혼자 남겨졌을 때를 대비해 양로원에 들어갈 비용을 매달 적립하고 있다.

좀 삭막하게 느껴질 수도 있겠지만 다른 사람에게 의존만 하면서 스스로 인생을 결정하지 않으면 만족스런 인생을 살 수 없다. 언젠가 반드시 '내가 원한 건 이런 것이 아니었다'라고 생각하는 순간이 올 것이다. 정신적으로나 육체적, 금전적으로 자립하여 자신의 인생을 결정할 수 있는 사람만이 자신의 인생에 만족하고 행복하게 죽을 수 있지 않을까? 나는 그렇게 생각한다.

자신이 바라는 마지막 모습이나 QOD가 분명하면 병은 그것을 구상하고 계획하기 위한 고마운 기회가 된다. 그 기회를 살려 삶을 바꿀 수 있는 사람만이 자신의 인생에 만족하고 가족과 친구에게 '정말

고맙다, 좋은 인생이었다, 먼저 가니 다시 만나자'라고 이별을 고할 수 있는 것이다.

이런 식으로 인생을 마칠 수 있다면 더 이상 바랄 것이 없지 않을까? 많은 사람이 막상 중병에 걸렸을 때 우왕좌왕하는 모습을 보인다. 물론 아무런 질병 없이 바쁜 생활을 하면서 자신의 죽음에 대해 생각하는 것이 쉬운 일이 아니지만, 앞으로의 일을 진지하게 고려해 보는 시간을 갖는 것은 반드시 필요하다.

나는 의사로서 많은 환자가 행복한 죽음을 맞이하길 진심으로 바라고 있다. 그래서 환자들에게 '병의 원인은 당신에게 있을 겁니다, 그것을 깨닫고 자신을 개선하십시오'라고 말하며 남은 인생을 행복하게 살기 위한 방법을 환자와 함께 생각한다. 함께 고민한 끝에 '선생님 병이 이렇게 호전되었습니다' 또는 '인생이 이렇게 멋지게 변했습니다'라는 이야기를 들을 때면 진심으로 기쁘기 그지없다.

하지만 내가 할 수 있는 일은 여기까지다. 병을 고치거나 행복한 죽음을 맞을 수 있도록 결정하고 행동하는 것은 환자 자신이다. 내가 대신 할 수 있는 일은 아무것도 없다. 누군가의 삶을 다른 사람이 좌우하려는 생각 자체가 본디 어리석은 일이며, 가능하지도 않다.

의사가 말하는
자연치유력

인간의 마지막 목표는
행복하게 죽는 것

 의사는 정말로 무력한 존재이다. 그런 의사에게 의존해 자신의 인생을 맡겨서는 안 된다. 자신이 어떻게 살고 싶은지, 어떤 죽음을 맞으면 행복할 수 있는지 진지하게 생각한 후, 그것을 위해 자신이 할 수 있는 일을 지금부터 시작하길 바란다.

 우선 죽음을 받아들이는 것이 중요하다. 인간은 언젠가 반드시 죽기 마련이다. 그럼에도 불구하고 뇌리에 '죽고 싶지 않다'라는 생각밖에 없다면 죽음은 불행할 수밖에 없다. 행복한 죽음을 맞기 위해서는 '인간은 100% 죽는다'라는 사실을 받아들이고 '어떤 삶을 살면 만족스럽게 죽음을 맞이할 수 있을까?'를 생각해야 한다.

 그리고 가능하다면 자신의 의식을 바꾸도록 하자. 병은 악이 아니라 자신이 깨달아야 할 메시지인 것이다. 치유에만 필사적으로 매달릴 것이 아니라 병을 긍정적으로 받아들임으로써 '이 병은 대체 어떤 의미가 있을까?'란 생각부터 시작해 자신의 삶을 변화시켜야 한다.

그렇게 할 수 있다면 기적이 일어날 수도 있다. 설사 기적이 일어나지 않더라도 남은 인생을 의미 있게 살 수 있고 정신적으로 풍요로움을 느끼며 행복한 죽음을 맞이할 수 있을 것이다. 죽는 순간이 가장 행복하다면 이보다 더 멋진 일은 없지 않을까?

그리고 또 하나 타인에게 의존하지 않고 자립하는 것이 가장 중요하다. 마지막까지 육체적, 정신적, 금전적으로 자립한다면, 다른 누구에게도 신세를 지지 않고 주변 사람의 애도 속에서 죽음을 맞이할 수 있다.

아무리 돈을 많이 벌거나 다른 사람이 부러워하는 지위에 올랐어도 죽는 순간 후회나 미련만이 가득하고 아무도 슬퍼해주지 않는 가운데 이 세상을 떠난다면 그 사람이 행복했다고 말할 수 있을까? 인간은 반드시 죽기 마련이다. 그렇다면 '행복한 죽음을 맞는 것'이야말로 인간의 마지막 목표가 아닐까? 나는 그렇게 생각한다.

| 맺음말 |

스스로의 힘으로 깨우쳐 치유한다

    통합의료의 큰 버팀목인 대체의학은 흔히 확실성Evidence이 부족하다고 합니다. 특히 기공과 같이 눈에 보이지 않는 힘은 쉽게 신뢰하지 못하는 경향이 있습니다.

    확실성이라는 말은 서양의학에서 치료법이나 의약품의 유효성을 설명하는 데 매우 중요한 단어로서 '그 치료법이 선택될 수 있는 과학적 근거, 임상적 결과를 토대로 한 확실한 증거'입니다. 어디까지나 임상적인 확실한 증거로, 메커니즘을 이해할 수 있든 없든 관계가 없습니다. 바꾸어 말하면, 메커니즘은 밝혀졌어도 임상적으로 유효성을 제시하지 못하면 확실성은 없는 것이 됩니다.

    치료의 유효성을 결정할 때 신뢰성이 높은 방법으로 '이중맹검법'이 있습니다. 약을 예로 들면, 검정하려고 하는 약의 대상 질환이나 증상을 보이는 환자를 무작위로 두 그룹으로 나누고 진짜 치료약을 사용한 그룹과 효과가 없는 위약을 사용한 그룹 사이에서 효과의 비율을 비교하여 유효성을 판단하는 검정법입니다. 이 때 믿음이라는 요소를 제거하기 위해 환자와 의사에게 약의 진위 여부를 알리지 않고 진행합니다.

    이것을 뒤집어 보면 현대과학은 '믿음'이라는 보이지 않는 힘의 유효성을 인정하고 있는 것이라고도 볼 수 있습니다. 정말 재미있는 일이지 않나요? 보이지 않는 에너지에는 과학적 근거가 없다고 말하면서 그 힘을 인정하고 있습니다. 의사나 과학자가 이 모순을 어느 정도나 인식하고 있을까요? 나는 이 책을 통해 '보이지 않는 힘'도 결코 무시할 수 없다는 사실을 전달하고자 했습니다.

의료를 제공하는 사람으로서 통합의료의 문제점을 열거하면 다음과 같습니다. 통합의료의 정의가 공식적으로 인지되어 있지 않은 점, 실증된 대체의학이 적은 점, 교육기관이 거의 없는 점, 연구비가 부족한 점, 부적절한 대체의학 정보나 시행자가 범람하고 있는 점, 서양의학자와 대체의학 시행자 간 교류의 장이 거의 없는 점 등을 들 수 있습니다.

이 중에서 부적절한 대체의학의 시행자나 정보가 넘치고 있다는 문제점은 환자에게 직접적으로 영향을 미치고 있습니다. 본문에서도 지적했듯이 동종요법에 대한 규제가 없어 의료자격이 없는 동종요법사 Homeopath 가 존재하고 있습니다. 무자격 치료사가 난치병 환자에게 약을 중단케 하고 레메디를 투여한 후 증상이 악화되자 그것을 좋은 반응이라 하여 목숨까지 빼앗은 비극적인 사례도 있는데 이것은 범죄와 다름없습니다. 동종요법의 효과를 칭송하며 부정 상품을 판매하는 업자마저 존재합니다.

대체의학은 원래 서양의학에 비해 친환자적 의료라는 장점이 있지만 그것을 취급하는 치료사가 그렇지 않은 것도 문제입니다. 근거도 없이 서양의학을 무턱대고 부정하는 사람, 금전적인 것에만 치우치는 사람, 환자의 약점을 이용하는 사람, 악의는 없지만 '이 치료법은 효과가 있다, 반드시 나을 수 있다'라고 자신하여 환자에게 강요하는 사람 등 치료사에 따라 피해를 입은 환자가 존재하는 것은 틀림없는 사실입니다. 그리고 무자격 대체의학 치료사는 계속 증가하고 있습니다.

　이런 피해를 입지 않기 위해, 멀리해야 할 위험한 유형 세 가지를 소개하며 이 책을 마감하려고 합니다. '반드시 낫는다는 말', '다른 치료는 안 된다는 말', '터무니없는 가격 제시' 이 세 가지 중 어느 하나라도 해당된다면 바로 호응하지 말고 냉정하게 생각한 후에 대응해야 큰 피해를 면할 수 있을 것입니다.

　환자도 의사나 치료사에게 무조건 의존하지 말고 스스로 몸을 지키려는 노력을 해야 합니다. '보이지 않는 힘'을 미덥지 못하다며 무조건 부정하거나 지나치게 맹신할 것이 아니라 적절하게 받아들여 자신의 병이나 문제의 원인을 깨닫는 계기로 삼길 바랍니다.

　아무쪼록 병에 잘 대처하여 행복한 인생을 만끽하길 진심으로 희망합니다.

가와시마 아키라

의사가 말하는
자연치유력

1판 1쇄 | 2014년 11월 3일
지 은 이 | 가와시마 아키라
옮 긴 이 | 이 진 원
발 행 인 | 김 인 태
발 행 처 | 삼호미디어
등　　록 | 1993년 10월 12일 제21-494호
주　　소 | 서울특별시 서초구 바우뫼로41길 18 원원센터 4층
　　　　　www.samhomedia.com
전　　화 | (02)544-9456
팩　　스 | (02)512-3593

ISBN 978-89-7849-512-7 (13510)

Copyright 2014 by SAMHO MEDIA PUBLISHING CO.

이 도서의 국립중앙도서관 출판시도서목록(CIP)은
서지정보유통지원시스템 홈페이지(http://seoji.nl.go.kr)와
국가자료공동목록시스템(http://www.nl.go.kr/kolisnet)에서 이용하실 수 있습니다.
CIP제어번호 : CIP2014024701

출판사의 허락 없이 무단 복제와 무단 전재를 금합니다.
잘못된 책은 구입처에서 교환해 드립니다.